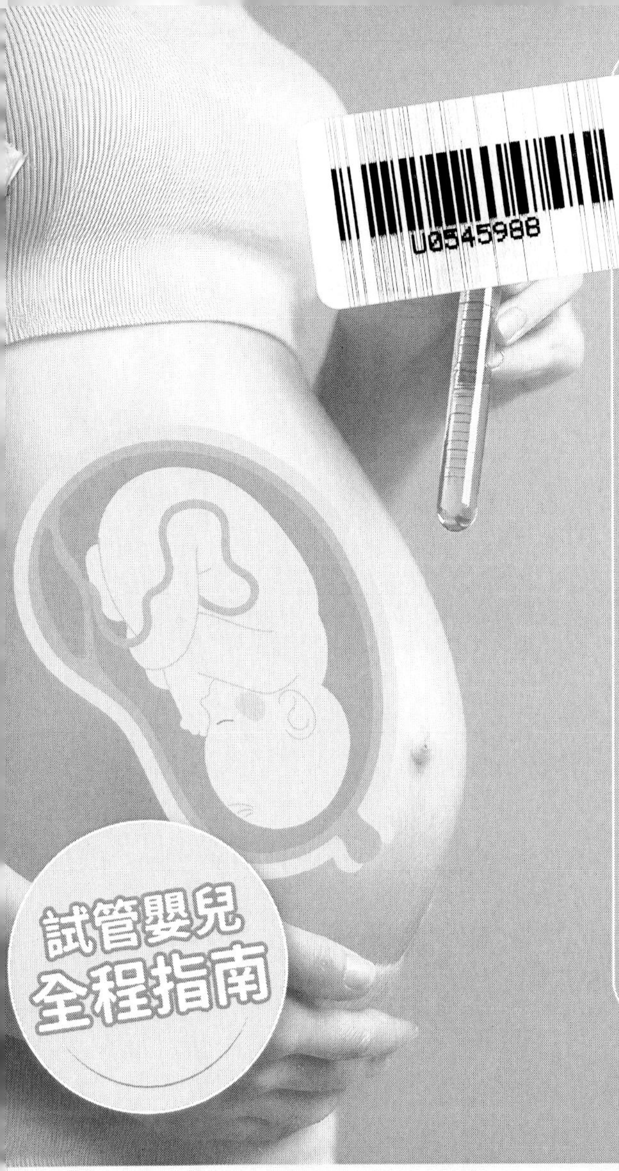

幸孕而生

致每一位在備孕路上奮戰的妳與你

試管嬰兒全程指南

韓小紅 ── 著

讓試管嬰兒不再神祕，用知識照亮每一步

· 醫療回歸人性，溫柔承接每一顆想孕的心　· 走出低谷，重拾對生命的信心與勇氣

溫馨推薦

陳玉娟

臺北市中醫師公會理事、婦科醫學會祕書長、
臺北醫學大學附設醫院傳統醫學科婦科主任、中醫婦科醫學會理事

主治專長：不孕症、經期／經痛調理、養卵、
胚胎植入前後調理、孕期調理、緩解孕期不適、小產調理

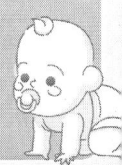

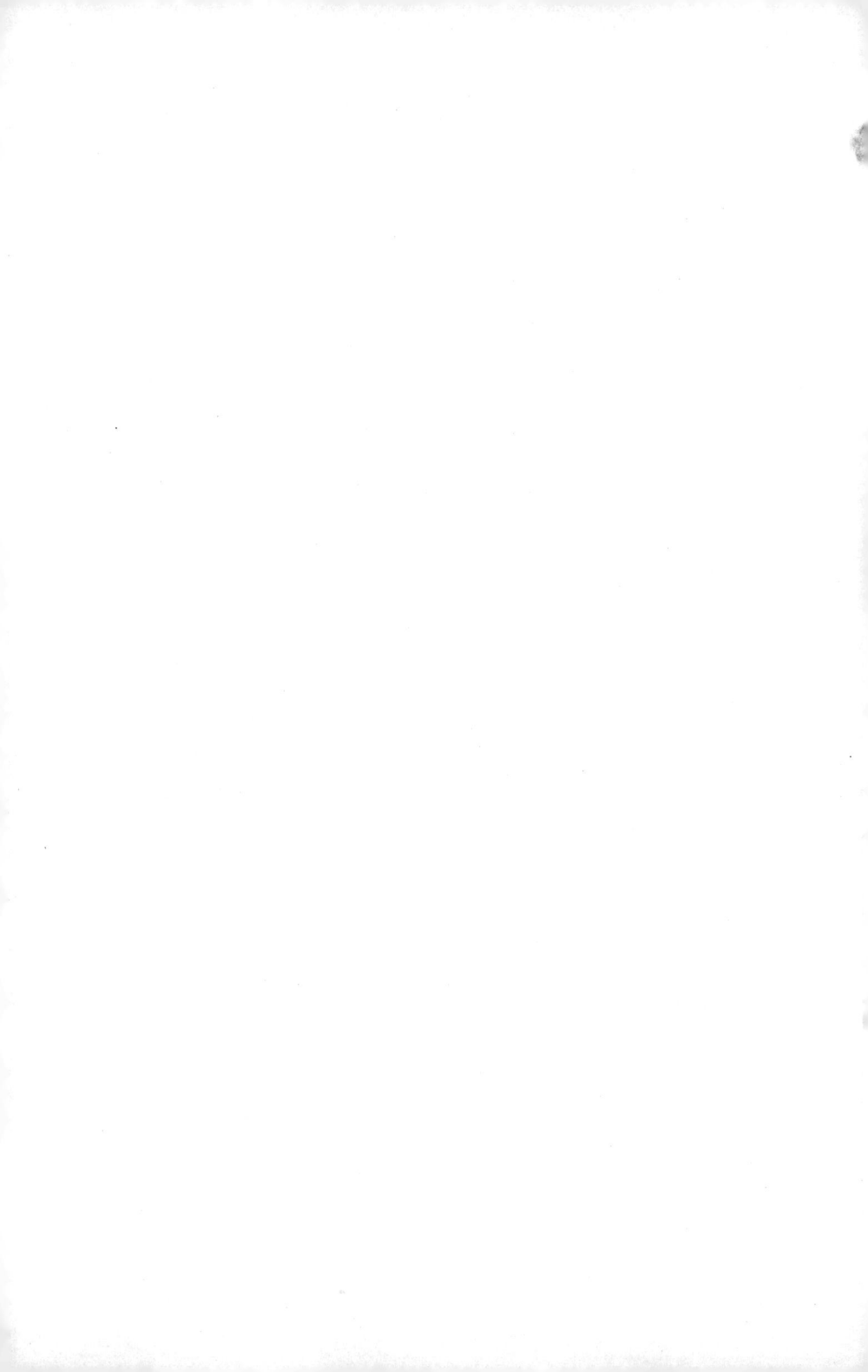

目 錄

自序

第一站　「試管」沒那麼可怕

Day1	這不是你的命	012
Day2	謠言終結者	020
Day3	一切從了解開始	025
Day4	幸福要趁早	032
Day5	適合你的就是最好的	039
Day6	旅行前的準備	043
Day7	輕裝簡行，出發！	046

第二站　別哭，沒你以為的那麼難

Day8	要愛，不要傷害	054
Day9	面對疼痛可以說「不」	058

目錄

Day10	可以避免的尷尬	063
Day11	從養卵開始	068
Day12	私人訂製	075
Day13	你可以不用那麼累	081
Day14	走進微觀世界	085
Day15	終結孤單與遺憾	093

第三站　別急，時間都會給你

Day16	把幸福還給妳們	100
Day17	正常就是最好的生活	106
Day18	慢慢來比較快	111
Day19	你的情緒由你做主	116
Day20	雙人床與單人房	122
Day21	細節定成敗	127
Day22	溝通自然能量	134
Day23	最好的安排	139

第四站　別慌，你的人生你做主

Day24　怎樣的基因組合才是最優解？　　146

Day25　後悔藥　　151

Day26　孩子的事，你決定　　157

Day27　逃離既定的人生　　164

Day28　胚胎就是起點　　168

Day29　最美的時光　　172

Day30　試管，很正常　　176

後記

自序

To cure sometimes, to relieve often, to comfort always.

有時能治癒,經常可緩解,永遠給安慰。

一百年前,結核病醫生特魯多的墓碑上刻下這句墓誌銘時,應該沒有想到,這句醫學界的格言不僅精確界定醫生的職責,闡明醫療於健康上的局限性,更昭示醫學未來對社會的影響力,雖已歷經百年,依然熠熠生輝。

而這句話,也成為我的人生三個階段的真實寫照。

回歸生命週期的起始點

真正的醫療到底是什麼?

當第一次思考這個問題時,我的身分是腫瘤科醫生,每天所接觸的許多是末期癌症患者,長期在這種環境下工作,會產生什麼體驗呢?我認為是對生死的感覺變得十分迷惘。

而最不習慣的是所有用藥都有一個機率,30%就像魔咒,譬如化療成功率是30%,放療成功率是30%,免疫治療成功率是30%⋯⋯,最後疾病治癒與否都在這項機率中碰運氣,但更多的時候,我卻感到無能為力。

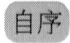

經過幾年時間的求學和思考，找到能說服自己的答案。在我看來，醫療並不止於治癒某種疾病，更重要的是幫助患者提早遠離病痛。所以，我離開以治療為核心的醫療機構，轉而從事預防醫學——健康檢查。

然而，當我在健康檢查的領域工作一段時間後，我又產生巨大的焦慮。尤其在看到許多驚人的數字，檢測出那麼多問題之後，發現在醫療和健檢之間，有著緊密連結的關係，包括對健康的管理，對疾病的干涉，及如何更早地發現疾病的產生並使之發生逆轉……，最終，透過不斷地追溯疾病的源頭，我來到生命週期的起始點——細胞和基因，毫無懸念地接觸人類的人工生殖醫學。

To cure sometimes, to relieve often, to comfort always.（有時能治癒，經常可緩解，永遠給安慰。）

我對醫學思考的第一階段，是在醫院做傳統醫療工作——「治癒」；後來，從事健康檢查的領域，透過幫助人們提早發現疾病的發生，因此了解疾病的第二階段；現在，我將工作重心轉移到人工生殖技術，終於發現我一直追尋的欲望，最健康、最根本、最精準的人體生命地圖，自生命的起點開始把關，提供患者更舒適的就醫環境、更便捷的就醫體驗，讓每個生命感受到醫療的溫度和尊嚴。

還美好以生命，寄希望於未來

在這個世界上，沒有比為人父母更自然的事情，然而，對有些人來說，卻是一生遙不可及的夢想。

根據世界衛生組織統計，不孕症被列入 21 世紀人類三大疾病之一，僅次於腫瘤和心腦血管疾病。全國不孕症的發生率在 12.5%～15%，其中約 20% 只能透過人工生殖技術進行治療。

生育孩子是每對夫婦最深切的期待，在不孕症的治療療程中，人工生殖技術是最後的希望。

從預防醫學走向生殖醫學，這是實現生命健康的一條道路。但不管走到哪裡，不要忘記我們初心。

有醫生曾說過：「醫學關注的是在病痛中掙扎、需要關懷和治療的人，醫療技術本身的能力是有限的，需要經由溝通以展現人文關懷來彌補。」

對於我來說，如何運用高科技的醫療技術，參與生命繁衍的過程，幫助更多於忙碌及困惑世界中生活的人，找到生命的寄託，並打造一段遇見希望、完美、幸福的孕育旅程，是我從醫者到創業者，所有追尋及思考的最終歸宿。或許，這也是對特魯多的名言做出最佳闡釋。

接下來，讓我們一起踏上這段旅途，歷經聽、看、體驗，迎接未來的希望，接受生命所給予的深情祝福與餽贈。

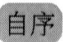

第一站
「試管」沒那麼可怕

第一站　「試管」沒那麼可怕

Day1　這不是你的命

【年輕未經世事的時候，以為戀愛、結婚、生子，是人生中天經地義的事情。然而，當真正經歷後發現，人生路上的每一步，似乎隱藏著各種激流險灘。

好不容易建立幸福的家庭，有些人卻因為各種身體的健康問題，被剝奪為人父母的權利。看著別人的孩子長得聰明可愛，讓許多求子心切，輾轉於各大醫院求醫的父母，心中不免蒙上陰影：難道這就是我的命？】

適齡男女若在生育問題上遇到障礙，或久久不孕，經歷反覆求醫後，醫生會告知可能有不孕風險，其心裡可能或多或少出現過的念頭：

為什麼偏偏是我呢？

在傳統觀念的影響下，一個普遍性的醫學問題，卻使許多人，特別是女性背負莫須有的「原罪」。許多人甚至一聽到不孕症、試管嬰兒等詞語，就嚇得不知所措。

曾經聽過一位女孩對醫生懊惱地說：「我身邊的朋友都輕鬆懷孕，可是我卻出現問題，覺得自己好像被這個世界拋棄。」

其實並不是只有她這麼想。在進入人工生殖醫療領域的

Day1　這不是你的命

這些年中，我接觸過無數前來諮詢生育問題的人們，其中有年齡大的、有年齡小的；有新婚不久的小兩口、也有步入中年的高級知識分子。令我驚訝的是，面對生育問題，人們對於生殖健康方面的知識竟然如此匱乏。

因為無法面對自己的「缺陷」，有些人選擇隱瞞，有些人整日以淚洗面，有些人病急亂投醫，背負著巨大的心理壓力，還要忍受著身邊許多聲音：沒有孩子的家庭是不完整的，沒有孩子的人生是不完美的。有些人甚至整天生活在內疚、自責和羞愧之中……

其實，你真的不用這樣折磨自己。

據不完全統計，在台灣有七分之一的家庭，曾經受過不孕症的困擾，這並不是誰的錯，更不用為此感到低人一等。造成這一結果的原因錯綜複雜，男性和女性造成問題的機率幾乎是相等的，越早對這一問題形成正確的認識，就越可能較早地得到幫助，越早獲得聰明健康的寶寶。

在孕育的路上，你不是孤單，你正在痛苦的事情，可能有許多人已經經歷過。許多時候，人們之所以談之色變，不是它真的那麼可怕，而是因為缺乏醫學常識，本來簡單的事情被妖魔化。

首先，不孕症是多種疾病所引起的共同臨床表現。

第一站　「試管」沒那麼可怕

在生活中，出現不孕的原因有許多，可能是一方的問題，也可能是雙方的問題，男女都有可能因患有全身性或生殖系統的疾病而引起不孕。但這並不表示，所有暫時沒有懷孕的人都需要治療。

在臨床上，只有男女雙方在正常同房經過一年，沒有採用任何避孕措施的情況下沒有成功受孕，才能稱之為不孕。有些年輕小夫妻剛結婚沒兩個月，或者之前一直避孕，剛備孕沒多久，看見沒有好消息傳來，就開始胡思亂想，杞人憂天，懷疑自己可能不孕，陷入盲目的焦慮之中，這樣反而不利於受孕。

從專業的角度來說，懷孕是一項系統工程，必須要天時地利人和，一系列條件都恰好到位的時候，懷孕才能發生。在這個過程中，對男性的要求比較簡單，只要在性生活的時候排出足夠健康的精子即可。而女性的流程則相對複雜，孕育的過程也與女性的月經生理週期密切相關。

女性的每個月經週期，子宮內膜在荷爾蒙的刺激下生長，到月經中期時，卵巢出現排卵現象，子宮內膜在孕荷爾蒙的影響下，轉變成準備接收授精卵的「分泌期」狀態，而排出的卵子，經過輸卵管，逐漸向子宮的方向移動。在這一過程中，如果有精子通過子宮頸，來到輸卵管中同卵子結合，就會形成授精卵，繼而形成胚胎，透過輸卵管向下游到

子宮內，被種植到子宮內壁，從而受孕。

如果這個時候沒有受孕，那麼已經成熟的子宮內膜就會脫落，以月經的形式排出，等待下一次週期的來臨。

在過程中，任何一個階段出現問題，都可能會影響到正常受孕。例如，女性可能會出現卵巢、輸卵管、子宮、子宮頸、陰道等方面的疾病；男性可能會出現精液異常、輸精管阻塞、生殖器畸形或受到其他疾病的影響。有時候，男女雙方身體都非常健康，也會因為其他因素，如性知識缺乏、免疫因素、心理原因等造成不孕。

可以說，在孕育新生命的過程中遇到障礙，是一件非常正常的事情，更不用覺得難以啟齒，不管是真不孕還是假不孕，規範化的診治是關鍵。

在醫院，人們第一次來看病，很少有人直接說：「醫生，我輸卵管堵住了」或者「我精子活力不夠」，而大多數會籠統地說：「我無法懷孕。」這時，就需要醫生去判別他們是否真實存在問題，透過系統的檢查幫助他們尋找原因，從而針對性地進行治療。

這是漸進的過程，從簡單到複雜，從無創到有創，以最簡單的操作獲得最有價值的資訊，掃除孕育之路上的障礙。即使在經過一系列檢查之後，確實屬於懷孕困難的，也可以透過人工生殖技術獲得健康的寶寶。

第一站 「試管」沒那麼可怕

　　孕育新生命，是偉大而幸福的過程，也需要時間和耐心。每個人的身體環境不一樣，孕育的過程也沒有定律可循。

　　我遇到的許多案例中，不孕的原因並不是自身有多大的缺陷，而是沒有正確地意識到自身的問題，自己弄錯方向，因此延誤最佳的醫療時機，實在令人惋惜。

　　如果你也正處在這種迷茫的狀態之中，不要再自怨自艾，換個角度，好孕的光明其實就在前方。

Day1　這不是你的命

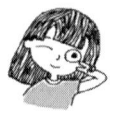

Tips：孕前檢查全攻略

專家談：

與其東想西想，不妨在備孕前安排系統性的檢查，把身體狀態調整好，懷孕也就不難了。

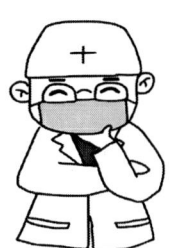

【女性孕前檢查項目】

抗穆勒氏管荷爾蒙 AMH

白帶檢查

性腺荷爾蒙六項 FSH、LH、PRL、E2、P、T（月經第 2～4 天）

監測卵泡（月經第 2～4 天）

血液檢查

尿液分析

B 型肝炎檢查

第一站 「試管」沒那麼可怕

治療前篩檢（人類免疫缺乏病毒 HIV、C 型肝炎抗體 HCV-IgM、TRUST）

凝血檢查

沙眼衣原體、肺炎黴漿菌、淋病（培養＋藥物過敏）

空腹血糖

腎功能（血中尿素氮 BUN、肌酸酐／尿毒指數 CR、尿酸 UA）

肝功能（麩氨酸丙酮酸轉氨酶 ALT、總膽紅素 Bilirubin Total、直接膽紅素 Bilirubin Direct、胎兒蛋白 AFP、白蛋白 Albumin）

甲狀腺功能五項

子宮頸抹片檢查 TCT

婦科陰道超音波

心電圖 ECG

胸部 X 光片（選用）X-Ray

血型檢測（含特殊 Rh 血型）

基因檢測（20 種疾病）

取卵前需複查：白帶檢查

必要時複查：血液、尿液、凝血功能、染色體檢查、核型分析

【男性孕前檢查項目】

精子形態學

性腺荷爾蒙五項

沙眼衣原體、肺炎黴漿菌、淋病（培養＋藥物過敏）

B 型肝炎檢查

血液檢查

沙眼衣原體、肺炎黴漿菌、淋病（培養＋藥物過敏）

空腹血糖

腎功能（血中尿素氮 BUN、肌酸酐／尿毒指數 CR、尿酸 UA）

肝功能（麩氨酸丙酮酸轉氨酶 ALT、總膽紅素 Bilirubin Total、直接膽紅素 Bilirubin Direct、胎兒蛋白 AFP、白蛋白 Albumin）

治療前篩檢（人類免疫缺乏病毒 HIV、C 型肝炎抗體 HCV-IgM、TRUST）

空腹血糖

精液分析（2 次）

基因檢測（20 種疾病）

血型檢測（含特殊 Rh 血型）

第一站 「試管」沒那麼可怕

Day2　謠言終結者

【比一無所知更可怕的，是被流傳的謠言。

近些年來，隨著輔助生育技術的不斷成熟，許多家庭因此受益，擁有健康的寶寶。然而，還是有人心存恐懼，甚至因為一些誤傳，使許多真正對試管嬰兒有需求的人無法開始治療，這才是最令人痛心的。】

從意識到自己可能無法自然受孕，到去正規醫院接受人工生殖技術的幫助。這條路說長不長，說短也不短，有人走了幾個月，有人走了幾十年，有人則留下終身遺憾。個中滋味，非親身經歷過的人不能體會。

為什麼人們在感冒發熱的時候，知道要吃藥打針，而對試管嬰兒諱莫如深？這說明，科學普及之路任重而道遠。

記得好幾年前，我去一家醫院做專案考察，遇見一對非常恩愛的中年夫婦，聽醫生說，他們從婚後第四年開始嘗試做試管嬰兒，卻屢戰屢敗，最有希望的一次是都已經在超音波下看見胚胎，但還是沒有保住，胎兒在第八週的時候停止生長……。幸運的是，兩個人都沒有放棄，終於在最近的一次試管中，成功懷上一對異卵雙胞胎，激動之情自然溢於言表。

Day2 謠言終結者

然而,跟他們一起過來的婆婆卻一直悶悶不樂。旁邊的護士發現她的異樣,好奇地問:「阿姨,您馬上要當奶奶了,難道不高興嗎?」

婆婆憨厚地笑笑:「高興……要是親生的就更高興。」

原來,她一直認為,試管嬰兒產下的孩子不是父母親生的,讓醫生哭笑不得,趕緊告訴她實情。

最後,當她終於明白,兒媳肚子裡的孩子就是她的親孫子時,當即就落下淚來,連連對醫生表示感謝。

因為懂得,所以感同身受,也是從那個時候起,我更理解肩上的責任,每個參與試管嬰兒療程的家庭,都是生活的勇者,他們值得尊敬,更不應受到任何惡意的揣測。

謠言一:試管嬰兒違反自然法則。

在傳統的生育觀念裡,男女結合,自然受孕,試管嬰兒這種「不自然」的生育方式違反天道,甚至還有人認為,試管嬰兒是在試管裡長大的嬰兒。

實際上,試管嬰兒的每個步驟是非常科學嚴謹,它跟自然受孕的唯一不同點,試管嬰兒是夫妻將自己的卵子跟精子,透過人工授精形成授精卵,經人工培養成胚胎後,再植入到女性子宮內著床生長,同樣要經過十月懷胎、分娩誕生,完全沒有違背自然規律。

第一站 「試管」沒那麼可怕

謠言二：試管嬰兒的智力和健康方面有缺陷。

自從 1978 年 7 月 25 日，世界上第一個試管嬰兒路易絲在英國誕生之後，此項技術已經相當成熟，目前全球已有大約 400 萬人，是透過試管嬰兒技術出生的，其中許多人透過自然方式生育下一代。

透過長期的臨床訪談調查，「試管寶寶」與自然受孕在優生率和出生缺陷率方面是相似的，不存在試管嬰兒缺陷更高、容易流產等情況。相反，許多透過人工生殖技術成功出生的嬰兒，由於經過層層優化篩選，在某些方面甚至比正常生育寶寶智商更高，發育更快。

謠言三：試管嬰兒分娩時只能剖腹產。

從臨床上來看，試管嬰兒與剖腹產沒有關係。

事實上，造成剖腹產的原因主要分為以下幾種：難產、妊娠併發症、妊娠合併症等，而試管嬰兒只是在精卵的結合方式上與自然授精不同，並不會對分娩方式造成影響。

相反，利用試管嬰兒技術將胚胎植入母體時，還可以利用如今非常成熟的子宮鏡與 3D 立體影像超音波技術，使胚胎在正確的位置著床，反而將分娩時的意外降到最低，順產機率更高。

Day2 謠言終結者

謠言四：年齡大的人才做試管，年輕人做會傷身體。

許多醫生反應，經常於建議患者做試管時，遭受到反對最多的不是思想傳統的人，反而是一些年輕的夫婦。因為年紀輕，使他們存在僥倖心理，不到走投無路，絕對不走這條路。

之所以出現這樣的情況，這是另一個誤解，許多人認為試管技術一定可以「懷孕」，不論什麼年齡層都可以做，把這條路被當成最後一根救命稻草，然而事實卻不是如此。

女性的卵巢功能從 35～37 歲開始減退，隨著年齡的增長，卵巢跟子宮的環境也跟著走下坡，等到卵巢功能明顯衰退時，想做試管嬰兒，成功率就大大降低。除此以外，許多女性擔心，試管嬰兒需要用誘導排卵的藥物，可能對自己的身體產生影響，例如：加速衰老、導致卵巢早衰、壽命縮短等等。

其實，這個也不需要特別擔心，女性出生時卵巢有 100 萬～200 萬個儲備卵泡，每個月會有 20～30 個卵泡一起發育，但成熟的優勢卵泡只有 1～2 個，且被排出，其他不成熟的則會凋亡。而誘導排卵藥物作用是讓本來要凋亡的小卵泡成熟起來，不會影響整個卵巢的儲備卵泡數，更不會提前把卵子用光。而且隨著現代生殖技術的發展，對女性所使用的誘導排卵的藥物劑量已經有所減少，出現許多新的個人化

第一站 「試管」沒那麼可怕

方案,不用太過擔心。

因此,如果醫生建議透過試管嬰兒技術來懷孕,最好儘早到正規醫院檢查接受治療,不要因為一些錯誤資訊,錯過受孕的黃金年齡。

最後,許多人不願意接受試管嬰兒,試圖找出各種佐證來拒絕接受這項技術,最主要的原因,還是沒辦法克服心理障礙,怕身邊人誤解,怕付出高昂的代價後人財兩空,這些擔憂像無形的牆,阻擋他們通往幸福。

Day3　一切從了解開始

【許多時候，我們心底最害怕的事情，都來自於自己的想像。

因為無知，所以產生許多不確定性，才會覺得前路茫茫，為了一個虛無縹緲的目的原地輾轉，卻不知救贖之路就在前方。】

如果你正在準備一次期待已久的旅行，你會提前做什麼準備呢？

首先確定目的地，規劃遊覽路線，也許還會看看當地的美食攻略⋯⋯為什麼我們對旅行這麼重視，卻在迎接人生新旅程的問題上如此漫不經心？

所有走進醫院諮詢試管嬰兒的人，大部分多處於茫然無知的情況，所謂試管嬰兒，在他們心裡只是一個模糊的概念，或者說他們只看到冰山一角，甚至已經走了許多冤枉路。

許多嘗試過試管嬰兒的人，可能都經歷過這樣的體驗：千辛萬苦來到擁擠的醫院大廳，反而不知「何去何從」，這種孤獨無助的情況，對於不孕症求醫的夫妻來說，感受尤其強烈。

第一站　「試管」沒那麼可怕

因此，在踏上這次試管嬰兒的浪漫之旅之前，我們也要有所準備，才能有備無患。

首先，先了解試管嬰兒究竟是什麼？

事實上，試管嬰兒是大眾化的說法，在醫學上的專有名詞，稱為體外授精和胚胎植入（IVF-ET），作為一種特殊的人工受孕技術，幫助各種因素而無法自然受孕的患者，達到受孕目的。

從第一個「試管寶寶」誕生，到這些寶寶成家立業，擁有自己的下一代，人工生殖技術已經在臨床運用 40 多年，從第一代發展到第四代。

第一代試管嬰兒即 IVF-ET，是取出女性的卵子及男性精子，用人工方式在體外授精並培養成胚胎，再選擇發育較為優質的胚胎植入女性患者的子宮內，達到懷孕目的的技術。

這項技術應用最為廣泛的對象，主要針對女性不孕族群，當女性因輸卵管阻塞、卵巢功能異常、子宮內膜異位症等各種問題導致不孕時，將卵子直接從卵巢取出，在體外與精子結合。

不過，這種技術也存在一定的局限性，我曾經接待過一對年紀比較大的夫婦，結婚多年一直沒有懷孕，為此他們試

過許多方法,最後決定來醫院檢查,在交談過程中,那位丈夫一直頗多怨言,但最後檢查結果,導致不孕的原因竟是丈夫,而不是妻子。

在這種情況下,如果他們決定做試管嬰兒,就要用第二代試管嬰兒技術,也叫做單一精蟲顯微注射(ICSI)技術。這項技術正好與第一代技術相反,主要針對的是男性不孕的問題。

經過顯微授精技術,醫生自成千上萬個精子裡挑選最有活力的幸運兒,直接注射入卵子內授精,形成胚胎後,再將胚胎植入子宮內達到懷孕的目的。

與第一代試管嬰兒技術相比,這種授精方式成功的機率更大,但由於技術上的原因,第二代試管嬰兒受到精子品質、卵子狀態的影響,仍存在很大的遺傳風險。為保障嬰兒的健康,第三代試管嬰兒技術,即胚胎著床前基因診斷(PGD)開始受到人們的關注。

與前兩種技術相比,第三代試管嬰兒技術的意義在於胚胎植入前可先進行篩選,以防止植入基因異常的胚胎。簡而言之,以分子細胞遺傳學的技術,對已經形成的胚胎進行篩檢,篩掉有基因缺陷的胚胎,再把健康胚胎植入到婦女的子宮。

第三代試管嬰兒技術,是人工生殖技術上的重要里程

第一站 「試管」沒那麼可怕

碑,大幅改善染色體異常族群的生育問題,避免遺傳疾病的延續,選擇健康胚胎植入,提升植入成功率,保證優生學。

除此以外,由於第四代技術卵子幹細胞粒線體移植技術還只是處於理論實踐的初級階段,沒有在臨床上進行廣泛應用,所以暫時不做介紹。

聽完這些,有人可能會問,試管嬰兒技術發展這麼快,是不是就像手機發展出新一代機種一樣,新一代技術一定會比上一代技術優秀呢?

這個答案不一定是絕對的,對於試管嬰兒技術來說,數字的排列並不是代表技術的難易或者先進級別,只是代表的適用族群不同而已。

例如第一代試管嬰兒適用於因女性原因導致不孕的,子宮內膜異位症、免疫性不孕、嚴重輸卵管疾病等。第二代試管嬰兒技術則適用於因男性原因導致的不孕患者,主要有嚴重的畸形、精子數少、弱精症,免疫性不孕,體外授精已失敗三次以上等原因的患者。如果女性體內有抗精蟲抗體或第一代試管嬰兒授精率小於 20% 的夫妻,也可以使用第二代試管嬰兒進行輔助受孕。

而第三代試管嬰兒技術,則適合有高風險遺傳病和先天缺陷的患者,如患有性聯遺傳疾病、染色體異常等。除此之外,女性若有排卵困難、女性卵巢功能衰竭、子宮肌腺症

等，男性為少精弱精症的患者等，都可以透過第三代試管嬰兒技術進行受孕。

另外，第三代試管嬰兒還特別適合一些高齡、反覆性流產、患有X染色體相關的疾病的夫婦，理論上達到優生學的目的，保障患者能生下健全的嬰兒。

第一次做試管嬰兒，面對各種專業術語，各種表格儀器，許多人會感到迷惘無助，甚至不知所措，這些都是正常的，但是，也不要被各種專業術語嚇壞，陣腳大亂。

當你了解後，根據自己的實際情況，選擇最適合自己的方式，配合醫生診療流程，其實也沒有想像中的那麼難。

第一站 「試管」沒那麼可怕

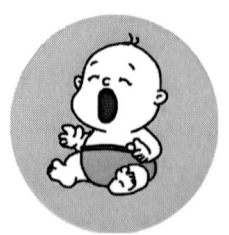

Tips：試管嬰兒專業名詞解析

【準備】

是指夫妻雙方經過初期的身體檢查和各項準備，確定要開始試管嬰兒後，醫生會根據初期的檢查結果擬定最合適的試管嬰兒流程，正式邁入試管之旅的第一步。

【調整】

經由藥物調整腦下垂體的作用，阻斷荷爾蒙的分泌狀況，可以更好控制排卵週期，有助於預防早期排卵。目的是促使卵泡同步發育，爭取同一時間能獲得更多成熟卵泡，提升試管成功率。

【誘導排卵】

誘導排卵需要用藥進行誘導排卵，目的是讓多個卵子同時成熟，保證卵子品質，從而獲得多個胚胎，保證試管嬰兒成功率。

【破卵針】

在試管嬰兒治療過程中,當卵泡生長到一定階段,需要施打破卵針,促使卵巢開始排卵,刺激卵泡破裂排出卵子。

【AMH】

AMH 全稱為「抗穆勒氏管荷爾蒙」,由卵巢中卵泡的顆粒細胞分泌,可以評估卵巢中的卵子數量,是卵泡發育的重要荷爾蒙之一,是評估卵巢功能的指標。

【FSH】

FSH 全稱為「卵巢濾泡刺激素」,是卵泡發育不可缺的荷爾蒙,它的作用是直接促進卵巢內卵泡的生長。

【胚胎】

胚胎植入是指取得卵子及精子後,卵子和精子在體外授精培養形成胚胎,取卵大約 3 ～ 5 天進行胚胎植入。

【囊胚】

體外授精胚胎進行培養,從第 1 ～ 3 天稱做卵裂期,到第 5 ～ 6 天叫做囊胚期。這個階段的胚胎可以進行發育潛能的評估,與子宮內膜的發育同步,更符合生理狀態。

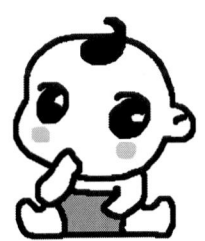

第一站　「試管」沒那麼可怕

Day4　幸福要趁早

【人在年輕的時候，總以為人生很長，有花不完的時間可以揮霍和浪費。

直到有一天驀然回首，才突然驚覺：原來，有些事情過去了，就是再也回不來。】

從醫幾十年，本以為已經見慣發生在病房之內的各種生老病死，然而，當有些事情真的發生在眼前，我還是無法做到心如止水。

前段時間，醫院來一對夫婦，他們專門請假並大老遠地到達海南請美國專家會診。一般訴求這麼明確的患者，可能有比較棘手的病史，我拿起他們的病歷資料一看，果不其然。

雖然這對夫婦不過四十五歲，卻已經做了近十年的不孕症治療，從妻子三十歲被查出問題開始，他們嘗試過各種備孕方法，走過不下數十家的醫院和診所，還使用過中藥、偏方，甚至求神拜佛、瑜伽療程也都嘗試過，浪費大量的時間和金錢，效果卻越來越差，眼看兩個人的年紀越來越大，留給他們的時間越來越少，他們這才開始慌了，決定來做試管嬰兒。

聽完兩人的敘述之後，美國專家困惑地問：「你們最初的檢查結果完全具備做試管嬰兒的條件，你們也知道其他治療不會有什麼效果，為什麼到現在才考慮做試管嬰兒？」

丈夫有些不好意思地回答道：「年輕的時候，總有一種僥倖心理，且家裡人也反對做試管嬰兒，總覺得人工的肯定不如自然的，實在不行再去做，結果不知不覺就拖到現在。」

所有前來諮詢的患者中，有這樣想法的人還真不是少數。與西方把試管嬰兒當成一項普通的助孕技術不同，許多患有不孕症的家庭，都希望能透過自然懷孕方式來生育孩子，大不了最後去做試管嬰兒，成了許多家庭心裡共同的想法。但是，這種想法真的不可取！

試管嬰兒不是萬能藥，隨著年齡的增大，試管嬰兒的成功率也會逐年降低。與其用自己寶貴的時間去試錯，不如一開始就選擇正確的道路，只要你還有生育要求，打算透過試管嬰兒進行助孕，就不能一直拖延下去。

可能有人會覺得都是醫生在嚇人的，我經常在新聞裡看見，許多五六十歲的人，還能經由試管懷孕生子，怎麼我就不行呢？

這其實是一種觀念的偏差，正是因為年齡大的人做試管成功率低，現在卻成功懷孕生子，才能成為一則新聞，但不能當成是常態。就算現在有這樣的技術，想要讓高齡者受

第一站 「試管」沒那麼可怕

孕，最好選在更年輕的時間點去做，他們心理上也會感覺輕鬆許多。

本來以為試管嬰兒是最後的救命稻草，沒想到連這條路都不能保證萬無一失，妻子表現得比較慌張：「我們做試管的成功率是多少？有什麼辦法能夠保證一次成功？」

這對夫妻最關心的問題，也是幾乎所有人在做試管嬰兒前，都最關心的問題。

這個問題其實很難回答，好像是家長詢問：我的孩子能不能考上好大學一樣，當然好的學校，好的老師，好的教學方法，都能增加孩子考上大學的機率，但學校的升學率只是一個籠統的數字，放到個別的孩子身上，這個機率就只有兩個，0%或100%。

孩子是否能考上大學的主因，須視孩子本身的資質、基礎和狀態，若這些都不夠好，就算再好的學校，再好的老師都無能為力。

試管嬰兒的概念也是一樣，不管是自然受孕還是試管嬰兒，夫妻的身體狀態是影響懷孕機率的主要因素，其中最關鍵的就是年齡。

據相關統計數據顯示，女性生育的最佳年齡是在20歲到30歲之間，然後開始逐年下降。30歲之後，流產的機率

開始增加,一旦超過 35 歲,卵巢功能會快速衰退,卵子品質也會變差,生殖能力出現斷崖式下降。

總而言之,年齡是女性是否能成功懷孕的主要因子,年齡越大,生育能力越低,雖然現在的醫美技術可以讓人的面容永保青春,但卵巢的衰老卻是無法被逆轉的。即使透過試管嬰兒技術,可以延長女性的生育期,還是有年齡限制的,35 歲以上就會被歸類為高齡產婦,試管嬰兒成功率會降低,若超過 40 歲,不但高達一半的卵子會突變,流產風險也會相對增加。

對於女性而言,如果卵子的品質不好,直接影響試管嬰兒的成功率。不過,男性也不能置身事外。雖然依生理上來說,男性的衰老沒有女性的絕經期那樣明顯,似乎沒有生育的年齡限制,不用經歷喪失生育能力的種種焦慮,但男性的生育能力和性功能,也會隨著年齡的增長發生改變,使得精子形態和活力發生衰退,影響胚胎的品質。

據美國科學家發現,男性精子品質 35 歲後就開始下滑,雖說男性年紀步入中年後的精子依然具有生育功能,但此時精子出現基因變異的比率卻大大增加,精子活動能力也明顯下降,不活躍與畸形的精子數量也增加 20%。

不僅如此,隨著年齡的增長,男性精子的代謝速度也有所下降,這些代謝後產生的廢物,都會對生育產生不良

第一站 「試管」沒那麼可怕

影響,讓卵子受孕的能力大大降低。同時,當男性過了35歲,體內的雄性腺荷爾蒙開始衰減,每過一年其睪固酮的分泌量會平均下降1%。

因此,男性與女性一樣,也有生育「生理時鐘」,只不過男性的「生理時鐘」彈性較大。

在聽完美國專家坦誠的回答之後,丈夫表現出一些猶豫,看向妻子的眼光似乎在詢問:既然沒有百分之百的成功率,那還要不要試?

妻子低頭思索,果斷下定決心:「如果我走出這個大門,就是選擇放棄,也許這輩子就沒有孩子,錯過的時間不能挽回,但只要有一線希望,我也要盡力一試。」

幸運的是,經過專家的綜合評估,這位女士的卵巢功能、荷爾蒙指數都還不錯,也許很快就會有好消息傳來。

雖然經歷一些坎坷,但這對夫婦仍然是幸運的,而許多跟他們有相似經歷的人,卻要接受遺憾離場的事實。

時間真的是個很可怕的東西,它帶來許多東西,也使一些東西永遠從我們生命中消失。

別怕,別拖,別等到無可奈何的時候,再來悔恨當初的選擇。即使我們無法左右時間的流逝,但唯一能做到的,就是抓住機會,才會讓生命少一點遺憾,多一點圓滿。

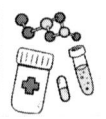

Tips：試管嬰兒中常用英文單字縮寫

AID：供精人工授精

AIH：夫精人工授精

ART：人工生殖技術

E2：雌激素

FET：冷凍胚胎植入

FSH：卵巢濾泡刺激素

HCG：絨毛膜促性腺激素

HMG：促性腺激素

HSG：子宮輸卵管造影

ICSI：單一精蟲顯微注射

IUI：人工授精

IVF：試管嬰兒

IVF-ET：體外授精＋胚胎植入技術

LH：黃體刺激激素

OHSS：卵巢過度刺激症

P：黃體素

第一站　「試管」沒那麼可怕

　　　　PCOS：多囊性卵巢症候群

　　　　PGD：胚胎著床前基因診斷

　　　　PRL：泌乳激素

　　　　T：睪酮素

Day5　適合你的就是最好的

【甲之蜜糖，乙之砒霜。

這個道理適用於婚姻，也適用於人生。

在這個世界上，我們每個人都是獨立的個體，與其套用別人的生活模式，適合自己的才是最好的存在。】

人在旅途，最怕的就是舟車勞頓。每天隨著人潮奔波在各大景點，下車拍照，上車睡覺，再好的心情也會被破壞殆盡。

許多經歷過試管嬰兒治療的父母，也都上演過這樣的一場「人在囧途」：聽說這家醫院不錯，這次一定能懷上，試管胚胎植入失敗；這家醫院的醫生技術不行，再換一家試試……

在不同醫院，不同醫生之間反覆折騰，浪費大量的時間和精力，讓本來應該輕鬆甜蜜的孕育之旅，變得心力交瘁，即使最後成功，一回憶起這段黑暗的日子，仍然會心有餘悸。

對於許多準備做人工生殖的人來說，如何選擇一家適合自己的醫院，是開始孕育之路的第一道關卡。那麼，我們就

第一站 「試管」沒那麼可怕

來看看，在醫院選擇上最關鍵的幾個指標。

首先，每個初次接觸試管嬰兒技術的人，判斷的第一標準，就是醫院的成功率。

記得有一次諮詢中，碰到一個女孩，她很沮喪地說：「上次我去一家據說成功率超高的醫院，結果竟然失敗，怎麼人家都能成功，為什麼我沒辦法呢？」

在研究人工生殖醫療現狀的過程中，我發現一個有趣的現象，越是初次試管嬰兒的人，越看重成功率的指標，而對這項技術比較熟悉的患者或者專業的醫生，反而不太在意。

之所以出現這樣的差別，展現出外行與內行的不同視角。不熟悉這項技術的人，他們並不清楚影響試管嬰兒成功率的真正因素，當然認為機構標榜的成功率越高，自己成功的機會越大。

然而，從醫生的角度來看，每個人的體質差異很大，這種總體的機率對個體來說沒有意義。

除此以外，由於成功率統計方式不同，各個機構宣傳的成功率差異性也蠻大的，因此做選擇時，一定要分清楚兩個重要的概念，一個是「臨床懷孕率」，一個是「活產率」。

「臨床懷孕率」是指胚胎植入後 30 天左右，經超音波檢測能看到孕囊，甚至看到胎心胎芽的週期數，占植入週期數

的百分比。目前國內機構釋出的試管嬰兒成功率,一般都是指臨床懷孕率。而「活產率」,簡單來說,就是指寶寶順利出生的機率,美國釋出的試管嬰兒成功率,一般指的就是活產率。

在所有妊娠週期內,總會有一些媽媽會因為各種原因發生流產、胎停等狀況,因此,臨床懷孕率總會高於活產率,而後者的數據參考價值,對準父母們顯然意義更大。

另外,由於做試管嬰兒的族群年齡相差較大,一般會按照年齡層統計成功率,在選擇的時候,可以對照自己的年齡層檢視對應的成功率,得出的結論會更加準確。

那麼,除了成功率外,在選擇醫院的時候,還有哪些實用的參考指標呢?

第一,需要考慮的是等待時間。從某種角度來說,每一個做試管嬰兒的人,都是在與時間賽跑,加之現在不孕症人數的增多,許多醫院都是人滿為患,有的甚至要排到半年或者一年之後,再多的想法也磨平了。為避免夜長夢多,這一點一定要提前考察清楚。

第二,需要考察的是醫院資質。試管嬰兒作為一種先進的人工生殖技術,必須是有一定資質的正規醫院才能做。這種資質既包括「硬體上」的設備和技術,是否有獨立先進的實驗室,是否有獨立的人工生殖中心,還包括「軟體上」的

第一站 「試管」沒那麼可怕

技術專家和操作人員,經驗是否豐富,技術是否專業,等等,切莫因一時心急,被非法機構欺騙了。

第三,還有一個很容易被大家忽視的選擇標準,就是醫院的服務。試管嬰兒的成功率在相當程度上,與人的心理因素息息相關,數據表明,積極放鬆的心態,更能保證胚胎的著床率。

如今,許多人為什麼願意將做試管嬰兒的地點選在泰國,就是利用當地得天獨厚的旅遊資源,將旅遊、度假與醫療結合起來,讓每個準媽媽都能享受到一站式的會診服務,而不用再苦苦等待,心情愉悅,成功率自然就更高。

總而言之,要想判斷一家醫院是否適合自己,看在少花錢、少受罪、高效率的基礎上,還能獲得最滿意的結果,綜合考量下獨立思考,自然會心中有數。

Day6　旅行前的準備

【我一直認為,在父母與子女之間,除血脈相連外,更存在一種特別的緣分,讓我們成為彼此生命裡的軟肋,牽掛一生。

有些父母與子女之間的緣分,來的順其自然,值得特別感恩。還有一些緣分是努力爭取才能得來,雖然多一些曲折,但更顯彌足珍貴。】

即使在決定做試管嬰兒之前,已經做了過不少嘗試,經歷許多沒有為外人知曉的苦痛,但在真正決定踏上試管之旅的前一天,還是有不少人會輾轉反側,擔心自己是否已經做好準備。

如果你也正在為此焦慮,不妨跟我一起來檢查一下,讓旅行沒有後顧之憂。

第一步,確定出發時間。

做試管嬰兒需不需要辭職?哪個季節的成功率最高……

為得到一個健康聰明的寶寶,不少人將之當作人生中的頭等大事,甚至辭職備孕。這種態度值得鼓勵,不過,也不用搞得草木皆兵。

第一站 「試管」沒那麼可怕

一般來說，試管嬰兒在 2～3 個月的準備和治療期間，並不需要每天都到院，前幾次的就診時間可以自己掌握，即使在進入週期之後，真正到院的時間也並不太多，對正常生活並不會造成太大影響。只要把它當作一次正常的旅行即可，不用在寶寶與工作之間左右為難。

除此以外，做試管嬰兒也不像景點一樣，有淡旺季之分，只要你準備好，每一天都是最好的時間。

第一步，做好身體檢查。

之前有接受過試管歷程的，曾進行過生殖方面的診斷和治療，可於就診時帶上以前檢查及治療的資料和證明，為醫生提供一些參考的依據。

第二步，生活習慣調理。

備孕試管嬰兒和自然備孕一樣，在接受試管治療初期也要注意飲食結構的調整，做到營養均衡，才能保證成功率更高。例如，女性在備孕前 3 個月，可以遵醫囑服用適量的葉酸，也可以多吃點富含天然葉酸的食物，例如：綠葉蔬菜、水果、堅果等。另外，高蛋白食物可以很好地促進卵泡的發育生長，在食物中增加一些牛奶、黃豆，或者是魚、蝦、蛋類等，都是非常不錯的選擇。

可能有些人會覺得，備孕是女性需要注意的事，其實男

Day6　旅行前的準備

性該做的準備也必不可少。例如，男性在飲食中可以多增加一些富含鋅、硒的食物，含鋅類食物，如牡蠣、雞肉、雞蛋、貝類、馬鈴薯等，有利於精子的生長發育和成熟；含硒類食物，如海產品、雞蛋、堅果、大蒜等，可以對精子產生保護作用，避免精子受到損害；富含維生素的蔬菜水果，也是維持精子活力的必備元素。

無論是男性還是女性，在進行試管嬰兒之前，都要調整好自己的作息時間。夫妻雙方應避免熬夜，遠離菸酒，對於一些咖啡類的刺激性飲品也要盡量遠離，適度地參加一些有氧運動。男女雙方對體重也要進行合理的維持，將其控制在合理範圍之內。

除此以外，也經常會有患者問我：「醫生，除日常飲食之外，我還要不要吃點保健食品？聽說可以提高成功率？」

其實，不管是國內的保健食品，還是國外來的保健食品，其之所以叫保健食品，因為那不是藥品，所以不會像藥品那樣有效，最多只是有一些輔助作用，在服用之前，最好先跟醫生諮詢一下，根據身體情況和相關檢查結果，再判定是否需要吃。

把專業的事交給專業的人去做，想得太多反而無益。有時候，我們之所以感慨緣分的奇妙，在於不期而至。只要心之所向，願之所往，來一次說走就走的旅行，也未嘗不可。

第一站　「試管」沒那麼可怕

Day7　輕裝簡行，出發！

【對於一個家庭來說，生育後代不僅是一種血脈延續的標誌，也是人生圓滿的象徵。

為求得這種圓滿，許多人走入痛苦的深淵。這種執念，也成為纏繞在人們身上的一道枷鎖，壓得人寸步難行。】

不管是在生活中，還是在工作的時候，我都不喜歡用「病人」或者「患者」來稱呼那些前來接受人工生殖治療的男女，而習慣於稱呼他們為「求助者」。

在我看來，他們不過是因為種種原因，需要藉助醫學手段擁有一個健康的寶寶，他們不是病人，而是正在孕育之路上急切需要幫助的準父母。

相比那些透過普通方式受孕成功的父母，他們的愛更偉大，付出更多的代價，對孕育的渴望更加強烈。然而，他們的這份渴望，如果沒有得到正確的引導，不僅沒有好作用，反而會傷人傷己，成為心底糾纏不休的夢魘。

在接觸人工生殖的這些年中，我聽過許多人的故事，故事裡有笑，有淚，總結我聽到頻率最高的詞彙，就是「焦慮」和「壓力」。

Day7　輕裝簡行，出發！

有人說，自己這幾年，為要一個健康的寶寶，上刀山、下火海，長時間的折騰與煎熬，就像一個黑洞，吸走所有快樂的能量；還有人說，試管之路不僅是身體上的折磨，更難受的是精神帶來的痛苦，每天都處於驚恐和焦慮的狀態中，睜眼閉眼，想的全是各種指標，每年渾渾噩噩，不知道自己從何出發，又將去向何處……

可以說，每一個在孕育路上奮鬥過的人，都曾經歷過一段難熬的時光，然而，在試管嬰兒的路上，付出和收穫並沒有成正比關係。過多的心理活動，不僅對助孕無益，反而是額外的心理負擔。

首先，你應該放下的第一個包袱，就是賭徒心理。

許多人把做試管嬰兒，當成備孕路上的最後一根救命稻草，前面的備孕之路越不順利，渴望翻盤的心就越急切，像一個賭博輸急了的人一般一，把自己的全部財產都投入進去。

然而，儘管現在試管嬰兒技術已經非常成熟，但具體到每個人身上，判定某一次是否會成功，卻是不可預知的。有時候希望越大，現實卻越會開玩笑，如果沒有正向健康的心態，本該順遂的路也會橫生波折。

其次，你應該放下的第二個包袱，是不健康的求子心態。

第一站 「試管」沒那麼可怕

幾個月前，醫院來一對要求做試管的夫妻，跟我們講述他們坎坷的求子之路。原來，這不是他們第一次做試管，女方在 2011 年曾接受過一次流產手術，當時兩個人剛結婚，覺得要孩子很簡單，就沒當一回事。然而，等兩個人準備正式承擔起父母的責任時，好消息卻遲遲未到。

2014 年，無法繼續等下去的兩個人，跑去醫院做各項檢查，醫生說沒有大問題，監測幾次卵泡也一切正常，但就是沒動靜。眼看家裡催得越來越緊，醫生建議他們做試管。剛開始，女方堅決反對，覺得自己沒什麼問題，不願意「受那個罪」，當時就否決。

直到 2016 年，在嘗試各種方式無果後，兩個人才將做試管當成選項，然而，第一次試管植入胚胎，以失敗告終；隨後，他們又在 2017 年分別植入了兩次冷凍胚胎，還是沒有著床。接二連三的打擊，讓女方倍感壓力，而年齡的緊迫卻容不得她沉浸在悲傷之中。為了讓自己的備孕過程不被打擾，女方放棄待遇優厚卻繁重的工作，辭職專心做試管嬰兒。這一次，剛開始一切都很順利，取卵 9 個，培養出 6 個胚胎，成功植入胚胎，她自己也重新燃起希望，植入後除了吃飯、上廁所，幾乎都沒下過床。

然而，老天又一次跟他們開了一個殘酷的玩笑，連醫生也說不出所以然，但就是沒有著床。

結果出來之後,他們的心態完全崩潰了,多年積聚在心裡的委屈和身體的痛苦,更擊垮女方的身心,甚至一度有輕生的念頭。最後,雖然在丈夫和家人的鼓勵下,女方重新振作起來,但因為曾經有過這樣艱難的試管經歷,如今重新來過,女方的心理狀態非常糟糕,在諮詢過程中反覆強調「我今年一定要懷上」、「這是最後的機會」……並反覆向醫生尋求肯定的答覆。

我非常理解她的心情,不只是她,許多夫妻什麼都準備好了,敗就敗在情緒管理上。我們經常說,愛情像沙,抓得越緊越留不住,其實,孩子也是這樣,你越是著急,他越會跟你捉迷藏,只有當你放鬆下來,他才會慢慢靠近。

為了增加成功的機率,醫生沒有安排他們開始治療,而是先安排心理諮商師介入,透過運動、飲食、心理的共同調節,讓妻子放下心結,及時把自己的情緒調整過來,終於迎來最後的勝利。

所以,放輕鬆,沒有你想像的那麼難,要相信科學,也要相信你自己,與其將它當做一項工作任務,強迫自己一定要在什麼時候生出孩子,或者規定自己一定要生個男孩或女孩,過分緊張地關注是否已經受孕,只會徒增自己的緊張和焦慮。

你應該放下的第三個包袱,是偏見帶來的壓力。

第一站 「試管」沒那麼可怕

　　雖然孕育子女是一家人的期望，但女性不只是孕育過程中的主角，更是衝在第一線的戰士，不僅要承擔身體上的變化，還要背負世俗帶給她們的種種輿論壓力，有時真的會造成身心很大的負擔。

　　人工生殖治療沒有什麼特別，更不用偷偷摸摸。獲得家人的支持，可以讓我們走得更加輕鬆。在這個過程中，你可以和你的伴侶進行坦誠地溝通，也可以和家人交流整個治療的過程，還可以透過一些論壇，與其他有同樣經歷的父母交流彼此的心得體會，都可以幫你緩解焦慮情緒。

　　最後，醫學不是萬能的，不可能保證每個人都有百分百的成功率，但如果你真的對孕育充滿渴望，就要做好克服重重難關的準備。

　　因為，人生最痛苦的事，不是失敗，而是我本可以。

　　給自己一個機會，探索人生更多的可能性。

　　如果你已經決定踏上這次浪漫的試管之旅，或者當你覺得不敢開始，無力再走下去的時候，不妨甩掉包袱，輕裝簡行，跳出自己給自己設定的牢獄，你想要的，就在不遠處等著你。

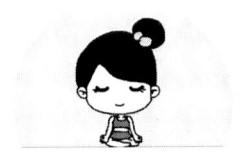

Tips：在決定做試管嬰兒前，可以嘗試的放鬆訓練

1・呼吸放鬆

①第一步，以舒服的姿勢坐好或躺好。

②第二步，用鼻子深深地、慢慢地吸氣，再用嘴巴慢慢地吐出來。

③第三步，把雙手分別放在自己的腹部、胸部上，感受在一呼一吸間，腹部的起伏狀態，然後試著控制自己的呼吸，盡量使胸部的起伏變小。同時，還可以藉助想像，按照從腳、雙腿、背部、頸、手心的順序，依次對身體的各部位進行放鬆。

第一站 「試管」沒那麼可怕

2·想像放鬆

①找一個安靜、可以讓人放鬆下來的地方,靜坐或平躺。

②深呼吸,使心情平靜下來,想像自己正走在一片美麗的海灘之上。微微的海風輕撫,空氣中飄過讓人心情放鬆的味道。你赤腳在海灘上行走,聽海浪有節奏地拍打著海岸,彷彿一切煩惱都從頭腦中被趕走,達到放鬆身心的目的。

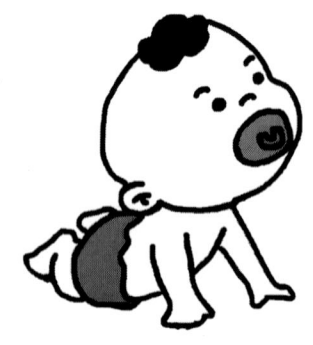

③你也可以自己找到一個記憶中帶給自己幸福記憶或愉快感覺的場景,用自己的五感,如視覺,聽覺、觸覺、嗅覺等,找回當時的感覺和回憶。也可以配合自然音效的白噪聲,讓場景更加生動。

3·轉移注意力

平時不要老是一個人待在家裡,多出去走走,可以練練瑜伽、太極、繪畫等,培養一個自己的興趣愛好,不僅有益身心,也能達到分散注意力的效果,避免自己過度關注試管嬰兒的過程,引發焦慮。

第二站
別哭，沒你以為的那麼難

第二站　別哭，沒你以為的那麼難

Day8　要愛，不要傷害

【女子本弱，為母則剛。

　　人們經常用這句話來讚美女性的偉大和付出。然而，沒有一個女孩天生就懂得如何成為一個母親，每一個女性也都曾是爸媽最疼愛的掌上明珠。

　　學會好好愛自己，避免不必要的犧牲，這不是自私的表現，而是一種更負責的人生態度。】

　　記得有一次，我在醫院門口碰到一對年輕的夫妻，好像正在為什麼事情爭執，在經過他們身邊的時候，我聽見女人有些激動地說：「沒有孩子有罪嗎，難道我在你眼裡就是一個生育機器？」緊接著一個男聲響起：「妳這個人就是自私，妳以為妳是什麼？沒有孩子妳什麼都不是！」

　　我回頭一看，正好看到女人頭也不回地走出大門，留下男人一個人在原地發呆。

　　當我在醫院門口聽到那位女性的宣言後，我在心裡為她喝采，我覺得這是一種值得鼓勵的人生態度。生與不生沒有對錯之分，只是兩種不同的人生選擇。

　　雖然我身處人工生殖行業，但我首先是一名女性、一位母親，不管是人工生殖還是「試管寶寶」，我希望交給所有

Day8 要愛，不要傷害

女性的，是一種掌控自己身體的權利，在保護自己的前提下，完成做母親的夢想，而不是違心地為別人的願望買單。

不過，在實際生活中，對於試管嬰兒，有些女性是不願做，還有一部分女性是不敢做，雖然有強烈的生育願望，但從網上一查，便看到許多駭人聽聞的說法，什麼試管會讓女性早衰，做試管會得癌症，做完試管女性身體會不好等等，讓許多有人工生殖需求的家庭望而卻步，不敢輕易嘗試。

基於種種身體上的顧慮，使她們在承受不孕症帶來的壓力時，寧願採用道聽塗說的方法，也不願意接受試管嬰兒這一可行性技術。

這樣做導致的結果就是：錢白花了，罪白受了，也沒有找到一條最快、最合適自己的助孕路線。

女性有掌控身體的自由，但不要被謠言綁架，錯失治療的時機。為達到這一目的，我們首先要做的，是對試管嬰兒有個客觀清晰的認識，才不會被那些妖魔化的說法嚇跑，從而做出正確的判斷。

那麼，做試管胚胎植入，究竟對女性的身體有沒有傷害？

以下我們來列舉一下，在試管過程中，可能會對女性造成「傷害」的幾個階段。

第二站　別哭，沒你以為的那麼難

簡單來說，試管嬰兒整個過程，可以分為以下幾步：初期身體檢查-誘導排卵-取卵、取精-卵子授精-胚胎培養-胚胎植入-妊娠確認。其中，可能對女性身體產生影響的主要在誘導排卵和取卵兩個階段。

首先，誘導排卵是試管嬰兒過程中重要的流程之一，它能刺激卵泡，孕育出成熟的卵子，從而幫助女性一次排出多顆卵子。我們前面說過，誘導排卵不會減少女性卵巢內總體卵子的數量，更不會將卵子耗光，而是喚醒本來要凋亡的卵子，讓同週期的所有卵子都能夠得到成熟的機會。

那麼，這個階段會對女性產生影響嗎？

會，因為在誘導排卵階段，女性體內的雌激素會大幅增加，使卵巢在短期內處於高負荷工作狀態，就好像一個幼稚園老師照顧孩子，原本只要照顧一個孩子就好，但現在增加到十幾個孩子，工作量必然加大。但是，這種高負荷狀態只是短期如此，不會持續，所產生的傷害也是有限的。

其次，就是取卵階段。試管嬰兒取卵最常用的方式，是在陰道超音波的指引下，將取卵針穿過陰道，直達卵巢吸取卵子。整個過程在3～10分鐘，且一般都不會超過10分鐘。

雖然時間不長，但畢竟是做手術，有些女性在取卵後，可能會出現一些不適狀況，如月經週期紊亂，小腹刺痛等，都是誘導排卵後出現的正常現象，就像你今天去健身房的跑

步機跑三公里，明天早上起來會覺得渾身痠痛一樣，只要注意休息，很快就能恢復過來。

另外，還有一些人反應，排卵藥中含有荷爾蒙，所以取卵後會發胖，這種說法也是錯誤的，因為排卵藥中的荷爾蒙只是性腺荷爾蒙，和發胖沒有任何關係。有些人之所以會看上去發胖，可能是由於水腫，或者是在排卵期間受到飲食和精神狀態的影響，一般在停藥後的一個月內，逐步恢復到正常狀態。

同樣，據數據顯示，從1978年第一例「試管寶寶」誕生至今，尚未發現試管嬰兒會增加女性患乳腺癌、卵巢癌、子宮頸癌和子宮內膜癌的發生率，對女性的身體也無特別的傷害。

隨著現在試管嬰兒技術的不斷成熟，對女性身體上的不良影響也在不斷減少，不過，身體上的影響會隨著時間而消失，試管胚胎植入經歷帶給女性的心理壓力，卻比身體上的傷害更大。

第二站　別哭，沒你以為的那麼難

Day9　面對疼痛可以說「不」

【終於熬過漫長的檢查、等待，順利進入試管療程，誘導排卵，許多人心裡卻開始多一些擔心，甚至害怕那一天的到來。

這個讓人聞之色變的階段，就是取卵。因為對這一過程的恐懼，有人甚至害怕到睡不著覺，情緒異常緊張。那麼，取卵真的有傳說中那麼痛嗎？】

一說試管嬰兒，許多人都想到沒完沒了的打針、沒完沒了的吃藥……都還沒開始治療，就已經聞虎色變，產生各種猜想與畏懼，甚至整天提心吊膽，焦慮不安。

從古至今，生育一直是壓在女性身上的重擔，在醫療條件尚不發達的時代，生孩子被看作是女性的一道鬼門關，即使到了近代，女性仍沒有從生育之苦中徹底解脫。

特殊的生理結構，讓女性更易遭受疼痛的襲擊，但在實際生活中，這一問題卻沒有得到足夠的重視。尤其是在女性生育的過程中，忍痛似乎是再正常不過的事。

即使已發展出無痛分娩技術後，女性使用率並不高，因為人們覺得「無痛分娩對身體有害」或者「無痛分娩會對小孩有不好的影響」，即使有產婦要求做無痛，也會遭到家人

Day9 面對疼痛可以說「不」

的阻攔——「生孩子本來就會痛了」、「別人都受得了，妳就受不了真是嬌貴」，不管社會上把女性地位捧得多高，似乎在生育面前，這個女性必須拋去所有的恐懼和私心，才能彰顯母親的犧牲和偉大。

難道一個母親的價值，必須用痛苦和傷害來衡量嗎？如果這個答案是肯定的，那絕對是一種悲哀。

許多想做試管嬰兒計劃的女性，在初期都曾向我詢問過無數次：「做試管嬰兒痛苦嗎？」、「醫生，我什麼都不怕，就怕疼。」

每次我都直接回答，會有痛苦，但可以忍受。每個人對疼痛閾值不一樣，如果你感覺不舒服，也可以選擇其他的方法讓自己免除痛苦，盡量讓過程舒適愉悅。

例如許多女性最害怕的取卵階段。

從技術上來說，取卵手術經由陰道超音波探頭引導，用取卵針經陰道將卵泡中的卵子抽出，一般用的取卵針都是比較細的，對器官損傷很小，不會產生特別無法忍受的感覺，但是，如果患者是卵泡特別多、卵巢位置不好，或者被子宮、子宮頸及膀胱遮住的女性，在操作上，可能會比其他人的感覺稍微強烈一些。

那麼，如果讓過來人現身說法，能不能描述一下，在取卵過程中到底會遭遇什麼程度的痛感呢？

第二站　別哭，沒你以為的那麼難

　　有人說沒有感覺，有人說讓人痛不欲生，由於每個人對於疼痛的定義不同，我們無法從別人的口中，推測自己的真實感受。就像穿耳洞一樣，問一百個人，可能會有一百種對於感受的描述，如果真覺得害怕，可以選擇無痛穿耳洞。同樣，如果你對取卵過程感到恐懼，也可以選擇無痛取卵。

　　如何做到無痛呢？最簡單的辦法就是麻醉。

　　所謂「無痛取卵」，就是麻醉醫師對患者進行靜脈麻醉，待患者進入沉睡狀態，再進行取卵手術。這一過程中全程使用生命監測儀，持續數分鐘至十幾分鐘即可完成，術後患者馬上恢復意識，在休息室裡休息 1～2 小時即可離開，不影響正常的工作生活。

　　經過這種方法，不僅可以消除女性於取卵手術時的不適感和恐懼心理，也幫助醫生在取卵手術中更順利。而且，由於靜脈麻醉藥物，麻醉深度淺、代謝快，每位患者的用藥劑量，都是根據個人身高、體重、年齡等基本情況「量身定作」，一般來說不會對健康產生什麼影響，也不會降低卵子品質，更不會留下後遺症。

　　因此有人會問，既然有無痛取卵的技術，為什麼沒有完全普及呢？難道有什麼隱患嗎？

　　回答此問題，須從人工生殖醫療環境說起，由於現今不孕夫婦為數不少，稍微有點「知名度」的醫療院所求診者眾

Day9 面對疼痛可以說「不」

多,每家醫院所聘僱的麻醉醫師人力與其患者數量難以達到平衡。簡單來說,就是患者太多,麻醉醫師不夠!

除此之外,麻醉條件下取卵手術對醫生的技術要求更高且更難,因而導致供不應求的現象。

取卵並沒有想像中的那麼痛,能用技術解決的問題,可以選擇舒適的方式完成。如果你恰好是對疼痛比較敏感的人,就可選擇用無痛的方式,只要在病床上稍稍睡上一下子,醒來時手術已經結束了。即使患者選擇局部麻醉,意識是清醒的,也不會有明顯的痛感,所以一點都不用擔心。

另外,在做試管嬰兒的過程中,還有一個讓「怕痛族群」頗感不安的階段,就是打針。

在各種與試管嬰兒的相關論壇中,常有人出來現身說法,說自己被「打針打到懷疑人生」,還有人說自己整個療程大概被打了上百針,讓許多不明真相的人打退堂鼓。

那麼,做試管嬰兒需要打許多針嗎?以前確實需要,但隨著技術的發展,這一階段已經進步許多。

誰說在孕育路上,一定要與痛苦同行?我們完全可以把各階端的不適感降到最低,這是每位女性應該享受到的權利,也是我們一直努力的方向。

第二站 別哭，沒你以為的那麼難

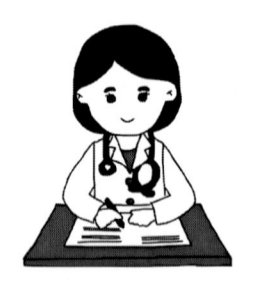

Tips：麻醉取卵有哪些注意事項？

1・麻醉取卵從術前開始就要做好充足準備。

手術前一晚 10 點後禁食，12 點後禁飲。直到手術結束 1 小時後才能少量飲水，2 小時後方可進食。手術當天，穿著寬鬆的衣褲「輕裝上陣」。

2・術後第 1 天盡可能安排在家休息，清淡飲食即可。

卵泡較多的女性為預防腹水的發生，宜少食多餐，進食易消化、富含高蛋白的食物。術後可能會有輕微的頭暈、噁心、嘔吐、肌肉痛及傷口痛，若症狀沒有消失反而加重，或者有陰道流血應該及時聯絡醫院、主治醫生並就診。

Day10　可以避免的尷尬

【有人說，做試管嬰兒的過程，感覺自我尊嚴在逐漸淪陷。在這個過程中，自己從一個有人格、有情感、有尊嚴的人，感覺逐漸變成一個生育的機器，實在是太糟糕了。

讓女性有尊嚴的生產，是檢驗社會文明程度的試金石。

我一直認為，生育是女性的一場蛻變，也是一件很美、很私密的事情。只有先把她們當作一個人來對待，而不是單純的當作「孩子他媽」，才是我們能給予她們的，最貼心的關懷和尊重。】

許多媽媽在經歷試管嬰兒過程之後，都說自己走向一條「不歸路」。在這條路上，沒有同伴，沒有盡頭，每天關注著身體的各項指標，把自己重複地放在各種儀器下做檢查，沒有強大的內心，根本沒法支撐下來。

為了讓自己走得更遠，離成功更近，有些東西是必須要捨棄的，例如說矜持，例如說尊嚴。

一位已經成功誕下「試管寶寶」的媽媽說，「自從做了試管後，哪有什麼尊嚴？以前從來沒想過的尷尬事，全都經歷一遍，現在臉皮都比以前厚了。」

她說，自己至今想起來還手心冒汗的，幾年前第一次到

第二站　別哭，沒你以為的那麼難

一個醫院做試管療程，因為排卵狀況不佳，醫生安排她去做超音波，當她走到超音波室門外看到已經排起長長人龍，且為了加快檢查速度，基本上是前面的人還在做，後面的人已經在旁邊等著，檢查過程中的談話，所有人都能聽見。

第一次見到這種場面的她簡直嚇呆了，看著身邊大家見怪不怪的眼神，不由得升起的羞恥感突然襲來，她把全身上下包緊緊的，然後飛也似的逃離那個地方。

沒想到，當她驚魂未定地在試管群組中吐槽這段經歷時，卻遭到大家無情地嘲笑，大家紛紛表示，「比這尷尬的事多著呢，到時候妳就習慣了」。在那一瞬間，她一直無所畏懼的心，第一次出現動搖了。

這種尷尬的經歷，並不是女性獨有的體驗。許多來生殖醫學機構就診的男性，也有一項特別不情願做的事情，就是──取精。

雖然在試管嬰兒的整個流程中，基本上是女性做主角，但男性的參與也非常關鍵，在試管週期中為男性必經的一個階段，取精的過程雖然簡單，卻也容易發生許多令人意想不到的狀況，讓許多男性困擾不已。有的人擔心自己在陌生環境發揮不好，影響流程進行；有人擔心自己處理不好，把樣本混淆；最尷尬的是，自己走出取精室的時候，正好碰上熟人，自己拿著取精杯走也不是，留也不是，只能尷尬地打個

Day10 可以避免的尷尬

招呼就趕緊走開。

可能有人覺得，醫院就是治病救人，在生命面前，談什麼尊嚴、隱私，未免太過矯情，治好病比什麼都重要。然而，醫生雖然見過各種場面，但也會關心患者的內心感受，每當我看到一些女性，為了完成做母親的夢想，咬牙堅持的樣子，我會捫心自問：我們真的不能為她們做點什麼嗎？這條路已經是她們人生額外經歷的考驗，為什麼還要遭受許多不必要的痛苦，這些本來是可以避免的啊！

因此，當我開始建立生殖醫學中心的時候，這個問題立刻浮現在我的眼前，現在是我能為她們做些什麼的時候了。我想要建造的不是一家普通的生殖醫學中心，而是讓每個到來的人們，滿足自己的求子夢想，還能在這個過程中讓他們享受到私密與輕鬆，當有一天回想起來的時候，充滿快樂的回憶。

為了減少每次檢查面對新醫生的尷尬，我要求對每位患者安排一名主治醫生全程跟進；為了避免多人就診的尷尬，設立獨立診療室，每位醫生的診間旁邊就是患者的檢查室，不用再拿著檢查報告到處走來走去；為了讓等待檢查的時間變得不那麼煎熬，將設立休閒區域。為了給男士一個輕鬆、私密的取精體驗，取精室裡增設專有的輸送管道，男性在取精結束之後，只需要把樣本投入輸送管道，便能輕鬆地離

第二站 別哭，沒你以為的那麼難

開，保證樣本的私密和準確……

雖然在這條孕育路上，有許多「高山急川」，仍然需要患者自己獨自面對，但是，我們仍然可以做一些努力，幫那些正在這條路上前行的人們，卸掉一些負擔，處理一些麻煩，用這種方式給予溫暖和鼓勵，告訴他們：別哭，我們就在你旁邊，一直陪伴著你。

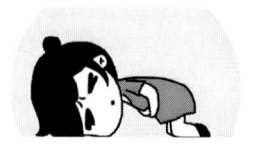

Tips：試管嬰兒各個階段，疼痛指數一覽表

1·控制性排卵階段

疼痛指數：輕微疼痛

身體感受：雖然許多女性對這一階段有所恐懼，但相當程度上，是來自於對連續打針的抗拒。實際上，這一階段所用的針筒針頭，比平時我們見到的細許多許多，即使是自己打，也不會有明顯的疼痛感覺。

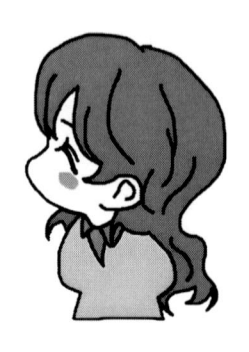

2.陰道超音波＋驗血檢測階段

疼痛指數：基本無痛🌑

身體感受：雖然有些人在用藥期間，會出現肚子微脹的感覺，但並不會感到疼痛。

3.取卵階段

疼痛指數：麻醉後基本無痛🌑

身體感受：在靜脈麻醉的幫助下，基本不會有任何感覺，只需 10 ～ 20 分鐘即可完成手術。

4.胚胎植入階段

疼痛指數：輕微的不適感🌑🌑

身體感受：在植入胚胎的過程中不需要麻醉，只會有一點不適的感覺，只要配合醫生，很快就可以完成，無需特別緊張。

5.胚胎植入後補充黃體素階段

疼痛指數：輕微不適🌑🌑

身體感受：在這一階段，一般會採用針劑和口服藥物搭配使用，口服藥物不會產生不適感覺，如果打針，可能會稍有疼痛感，但與平時注射疼痛沒有兩樣。堅持下去，勝利就在前方！

總結：對於做試管嬰兒過程中，怕疼的準媽媽們，不要太相信謠傳，也不要太緊張，其實沒有那麼可怕。

第二站　別哭，沒你以為的那麼難

Day11　從養卵開始

【在接近目標的道路上，最怕的事就是走冤枉路。

在這條看似平坦的孕育之路上，其實也隱藏著無數誘惑與陷阱，因為充滿太多不確定性，所以每走一步都要小心翼翼，如履薄冰，生怕一不小心，就前功盡棄。

能否在紛雜的資訊叢林中，尋找到一條最快、最合適自己的孕育路線，是患者突出重圍的關鍵。】

啟動試管嬰兒週期之旅的第一步，就是誘導排卵，這也是第一次接觸試管嬰兒技術的朋友，需要克服的第一個技術難關。許多人甚至還沒有開始治療，就已經被各種陌生名詞搞得焦頭爛額，動不動就嚇唬自己，嚇唬老公，還患上選擇障礙症。

所以，為了讓所有即將開始這一旅途的大家，減少一分疑惑，增加一分安心，我們今天就來講講，誘導排卵到底是怎麼回事？

誘導排卵，從字面意義上簡單理解，經過藥物協助促進多個卵泡發育，增加受孕機率。是一種經常在排卵障礙及試管嬰兒治療過程中使用的方法。

在進行誘導排卵之前，首先要經過初期的各種身體檢

查,在檢查合格後,醫生會根據患者的年齡、卵巢功能等情況,確定治療方案,進行藥物誘發排卵。接著,等卵泡發育成熟後,便可以進行取卵和精液的採集,然後進行體外授精,胚胎培養,胚胎植入,最後順利誕下寶寶。

從理論上來說,誘導排卵的原理並不複雜,但為滿足不同人不同體質的需求,在實務上,醫生在制定誘導排卵方案的時候,會根據患者的年齡、基礎卵泡數、性腺荷爾蒙指標、AMH(抗穆勒氏管荷爾蒙)指標等進行綜合考量。

雖然選擇什麼樣的誘導排卵方案,要聽醫生的建議,但我們也要對這些方案有一定的認知,才能更好地配合醫生的治療,減少不必要的懷疑與心理負擔。

一般來說,醫學上常見誘導排卵方案有促性腺荷爾蒙劑、拮抗劑、微刺激週期、自然週期等。根據促性腺荷爾蒙使用時間,又分為超長方案、長方案、短方案、超短方案,等等。

1.短效激動劑長方案

實施方法:可從女性月經週期的第 1 天或第 2 天開始,也可從黃體期中期開始。目前使用最多的是黃體中期長方案。GnRH-a14～21 天後,阻斷腦下垂體分泌性腺機制,再開始用促性腺荷爾蒙誘導排卵,並維持促性腺荷爾蒙釋放荷爾蒙類似物(GnRH-a)的使用直至懷孕指標(β-hCG)。

> 第二站　別哭，沒你以為的那麼難

　　適用患者：作為目前控制性卵巢刺激中使用最普遍的方案，主要適用於卵巢儲備功能比較理想或多囊的備孕患者。

2.長效激動劑長方案

　　操作方法：是在女性月經第 2 ～ 5 天，或前一週期的黃體期注射長效 GnRH-a 全量或不足全量，14 ～ 35 天後根據情況確定是否需注射第二次，根據病情可多次重複注射，末次注射 14 ～ 35 天後根據荷爾蒙濃度，卵泡直徑及數量啟動 Gn 誘導排卵。

　　適應族群：主要適用於子宮內膜異位症、多囊性卵巢症候群（PCOS）或反覆失敗的備孕族群，以及卵巢儲備功能減退者。

3.短效型排卵針方案

　　操作方法：是利用 GnRH-a 的激發作用，通常從月經第 2 天開始使用短效型排卵針直至注射 hcG 日，第 3 天開始使用 Gn 誘導排卵。

　　適應族群：主要適用於卵巢反應不良者。

4.拮抗劑方案

　　操作方法：Gn 啟動後，在適當時間新增 GnRH 拮抗劑，以避免腦下垂體始黃體素（LH）峰過早出現。

適應族群：可用於各種族群，尤其適用於 PCOS 的患者，可以大大減少 PCOS 患者出現卵巢過度刺激的風險。對於卵巢功能減退者，應用拮抗劑方案可以更貼近卵泡自然生長狀態，減少 Gn 用量。

5. 微刺激方案

操作方法：指使用小劑量、短療程地使用外源性的促性腺荷爾蒙，配合新增 GnRH 拮抗劑、雌激素受體拮抗劑或芳香化酵素抑制劑的誘導排卵方案。該方案具有療程短、刺激少、費用低、患者耐受度高等特點，能有效控制高反應族群卵巢過度刺激綜合症（OHSS）發生率，但獲卵數較少。

適應族群：卵巢低反應族群、高反應族群。

6. 自然週期方案

操作方法：一般不用任何藥物刺激卵巢誘導排卵，但必須透過臨近排卵期反覆監測 LH 峰預估排卵時間，以便獲取成熟卵細胞，獲卵率相對較低，但對卵巢幾乎無外源性藥物刺激，卵子狀態更加接近自然，經濟花費較少。

適應族群：

①年紀較輕，有充足的時間來完成自然週期試管嬰兒的備孕族群；

第二站 別哭，沒你以為的那麼難

②年齡大、卵巢功能減退，應用誘導排卵藥物不能實現更多獲卵者；

③對誘導排卵藥物出現排斥、過敏，或者不願意使用誘導排卵藥物完成試管嬰兒週期的備孕族群。

這麼多的誘導排卵方式，應該怎麼選呢？要解決這個問題，我們首先要了解誘導排卵的目的是什麼？

一般來說，試管嬰兒技術過程，誘導排卵的目的有以下兩點：

第一，對不排卵或排卵不規則的求助者達到治療作用；

第二，促進多個卵泡發育，增加妊娠機會。

因此，在誘導排卵方案的選擇上，沒有最好，只有合適，一定要配合醫生工作，不能自己想當然。

作為這場旅行的精采開篇，許多女性為達到更好的誘導排卵效果，過得小心翼翼，不敢坐也不敢站，每天處於精神高度緊張的狀態中，其實大可不必。

規律生活，正常作息，多補充營養物質，有什麼問題及時與醫生溝通，過分緊張反倒會造成反作用，保持一種輕鬆的心情，保留實力，才會看到前路更好的風景。

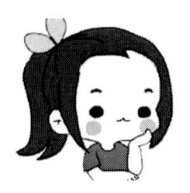

Tips：排卵期間的飲食起居

對於準媽媽來說：

1. 注意加強營養、均衡飲食，保證睡眠充足。

可多吃蔬果、蛋類、豆類、肉類、魚蝦（體質過敏者禁食）類等富含高蛋白的食物，不宜吃辛辣刺激的食物及飲用咖啡、酒、茶等飲品。

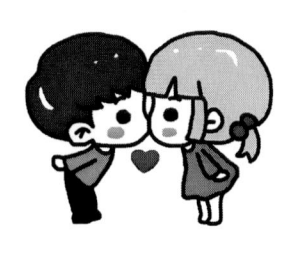

2. 可以繼續使用維生素、葉酸或調理卵子的藥物，但荷爾蒙類藥物禁用。

3. 生活中避免劇烈運動和重體力勞動，也不要穿高跟鞋，以免腹部過於受力。

4. 誘導排卵期間不要行房，避免卵泡破裂和卵巢扭轉。

5. 服用排卵用藥期間，可能會出現輕微頭痛、頭暈、噁心、食慾下降、腹痛，腹脹等藥物反應，不必驚慌，請及時與醫生聯繫。

第二站 別哭，沒你以為的那麼難

對於準爸爸來說：

1. 禁菸、禁酒以及咖啡、茶等刺激性飲品，養成健康的生活習慣，遠離有毒、強輻射環境；

2. 遵醫囑適時排精，為手術日取精做好準備；

3. 如有其他疾病的用藥，應與醫生討論後服用。

Day12　私人訂製

【生命，是這個世界上最神祕的奇蹟，隨著對其理解的深入，我們不禁會感嘆自然造物之神奇。

不管人類的技術發展到什麼階段，唯有心存敬畏之心，才能行有所止。】

在工作中，接觸很多的人，不同求助者的需求也是五花八門：

「我已有一個女兒，想再生個孩子，能幫我直接做個試管男寶寶嗎？」

「生孩子一個一個生太麻煩了，我想直接生一對龍鳳胎。」

「我先生和我先生都是高學歷，聽說第三代試管嬰兒能篩選基因，可以選擇智商最高胚胎植入嗎？」

……

諸如此類的「個性化」要求，經常問得我們專家哭笑不得。

如今，隨著人們個性化的心理需求，各行各業都流行起「客製化」，吃飯、穿衣，以至於換個髮型，都要避免千篇一

第二站　別哭，沒你以為的那麼難

律，追求與眾不同，更何況生孩子是人生中的大事，更加不能草率。

不僅要身體健康，還要符合天時、地利、人和。那麼，藉助試管技術，能不能滿足人們對下一代的「完美訂製」需求呢？

首先，我們來看看「天時」，有了試管技術，就可以無限制延長生育年齡嗎？

孕育生命需要耗費父母大量的精力和時間，因此，當生育期與事業發展期重疊時，有越來越多的人選擇推遲生育。雖然從技術上來說，運用試管技術可以大大延長女性的生育時間，大齡懷孕生子的新聞也很多。但是，選擇這樣做的風險也要提前知悉。

據統計，高齡產婦發生胎停、流產的機率是適齡產婦的 3 倍，患妊娠高血壓綜合症、妊娠糖尿病、產後憂鬱等疾病的發生率約為年輕女性的 5 倍。除了會增加生育時的風險外，隨著女性年齡的增大，其卵巢情況及子宮內膜分泌情況等都會衰退，這種衰退是不可逆轉的，如果確實有生育意願，一定要宜早不宜遲。

如果有些夫妻確實因為某些因素導致不能適齡生育，或暫時沒有生育計畫，女性也可以選擇將卵子冷凍儲存起來，以保存自己的生育能力。

其次，做試管嬰兒能選擇生男生女嗎？

受傳統觀念的影響，不少人希望透過試管嬰兒來挑選胎兒性別。然而，法律明確規定，無論是普通健康的孕婦做超音波產檢，還是不孕症夫妻做試管嬰兒，都禁止非醫學需要的胎兒性別鑑定。即便是針對有遺傳病家族史的不孕症者採用的第三代技術，也僅能在胚胎植入前選擇不攜帶特殊遺傳疾病的健康胚胎，仍然不能選擇胎兒的性別。

不過，有一種情況除外，那就是「不得不選擇」。有些患者因為男女雙方的原因，患有性聯遺傳疾病。所謂性聯遺傳疾病，以隱性遺傳病多見，致病基因在 X 染色體，患病家族中常表現為女性帶因者，男性為患者，而這種病的特點就是，生女孩可以避免遺傳病的缺陷；如果生男孩，則會遺傳。所以這時候就會透過第三代人工生殖技術幫助有遺傳病缺陷的家庭懷上健康寶寶。

第三，做試管嬰兒能選擇生雙胞胎或龍鳳胎嗎？

雖然有不少人透過試管嬰兒懷上雙胞胎，但事實上，法律規定對於植入胚胎數是有限制。

根據法律規定，經由過試管技術植入胚胎的時候，並不是植入胚胎越多越好，35 歲以下的女性患者一次一般植入 1～2 個胚胎，35 歲以下第二次植入或者 35 歲以上第一次植入，為了增加成功率則可考慮一次性植入 2 個胚胎，然

第二站　別哭，沒你以為的那麼難

而，如果女性曾接受過子宮手術，如剖腹產、肌瘤刮除、子宮頸錐切術等，為了減少子宮破裂的風險，也會考慮一次植入 1 個胚胎。

如果植入的兩個胚胎都存活，的確有很大機率生雙胞胎。但在植入胚胎後，沒有哪個醫生能保證植入的胚胎都能存活，最後能存活幾個，這是由自然選擇決定的，而不是醫生。

因此，試管嬰兒「一定能生」雙胞胎，這種說法是不對的，更不要為了生雙胞胎而做試管嬰兒。

最後，試管嬰兒能排除有遺傳病的缺陷寶寶嗎？

答案是肯定的。如果是有明確單基因遺傳疾病的夫婦，可以透過第三代試管嬰兒技術，在胚胎植入前檢測篩選出不帶致病基因的健康胚胎進行植入，有效降低缺陷兒出生的機率，不過，雖然挑選健康的胚胎，但是胚胎植入後，在生命發育的任何一個階段，胎兒由於母體原因、環境等因素，染色體都有可能出現異常變化。所以選擇第三代試管嬰兒成功受孕後，孕婦仍然需要進行例行性的產前檢查，比較能確保下一代寶寶的健康。

在人類發展的過程中，試管嬰兒就像潘朵拉的盒子，它是無比貴重，卻也蘊含著風險，只有在合理的範圍內使用，才能將風險降到最低。雖然存在「人工挑選」的階段，但也不能隨心所欲，才能使它在正確的管道，發揮出最大的價值。

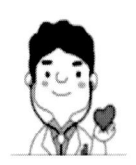

Tips：從卵子到形成囊胚，需要經歷哪些過程？

並不是每一顆取出來的卵子，都有可能發育成囊胚，而要經歷好幾道考驗。

第一關：成熟度考驗

手術取出的卵子成熟率一般為80％～85％，此階段有 MII、MI、GV 等多種形態，只有 MII 即成熟的卵子才有可能正常授精，而其餘不成熟的卵子則在這一關被淘汰。

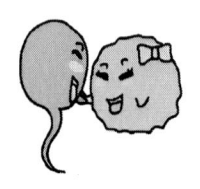

第二關：授精考驗

只有當卵子與精子成功結合，形成授精卵，才能發育成胚胎。如果在授精過程中出現異常，不僅容易導致胚胎著床失敗，自然流產率升高，還可導致部分性葡萄胎發生和染色體異常胎兒出生。

第二站　別哭，沒你以為的那麼難

第三關：胚胎優選考驗●●●

並不是所有的授精卵都能卵裂，即使發生卵裂的胚胎，也可能因為生長速度不均等原因而被淘汰掉。在這個過程中，胚胎師會對每枚胚胎進行嚴格、全方位的觀察評估，選出綜合實力最強的選手，來進行下一步的培養。

第四關：囊胚形成●●●

在授精後 5～6 天，胚胎會發育到囊胚階段。相較於原胚胎植入來說，囊胚培養有以下幾種優勢：首先，囊胚培養可以篩選出具有發育潛能的更優質的胚胎。其次，囊胚是胚胎著床時的狀態，更符合生理狀態，並且對冷凍解凍過程的耐受性更強，解凍後存活率相對較高。另外，囊胚的懷孕率一般比卵裂期胚胎高，更適合單胚胎植入，也更方便進行胚胎植入前遺傳學診斷。

不過，並非所有胚胎都能達到囊胚階段，究竟要原始胚胎還是囊胚，要根據具體的情況，聽從醫生的安排。

Day13　你可以不用那麼累

【有人說，成年人的崩潰，都是一瞬間的事。

那個在深夜嚎啕大哭的人，並不一定遇到多麼大的難事。大風大浪都闖過來，卻還是因為一些小事就全線崩潰。那種感覺，就好像崩了很久的絃斷，卻再也沒有力氣把它重新撿起，身心俱疲。】

如果用四個字來形容自己的試管嬰兒之旅，我們會得到怎樣的答案？

是好事多磨、苦盡甘來，還是提心吊膽、輾轉反側，亦或是身心俱疲、悔不當初？

雖然在這段圓夢的旅程中，每個人走過的路徑大部分是相同，但每個人看到的景色，體驗到的感受卻是大相逕庭，才有了這一部部跌宕起伏的家庭悲喜劇。

在工作中，我們肩負著別人的生命之託，我們每位醫護人員，都在與時間賽跑，有時一天之差、一時之差，可能有天堂與地獄的差別。每當看到來醫院的患者們滿意而歸，我會由衷地為他們高興，但還是難免會遇到一些遺憾，非人力可以扭轉。

曾經有一位備孕多年沒有成功的女士，由於做過兩次巧

第二站　別哭，沒你以為的那麼難

克力囊腫手術，卵巢功能很差，直到 35 歲才第一次嘗試試管嬰兒。然而，因為沒有好的囊胚可以植入，第一次失敗了；等到第二次，好不容易有了囊胚，卻又因為囊胚品質差而沒有著床。當時的主治醫生告訴她，之所以囊胚品質差，主要是因為卵子品質問題，如果她早幾年過來，也許結果就會大不一樣。

本來已經準備好成為一名媽媽，好不容易看見的希望又隨風而逝，這種期待落空的感覺甚至比沒有希望更加讓人絕望，她懊悔地對我說：「以前年紀小不懂這些，自己一步步摸索試錯，浪費許多時間。等現在什麼都懂了，身體卻不行了。要是當時不走那麼多冤枉路，我可能也不會這麼累，吃這麼多苦了。」

然而，再多的懊悔也挽不回錯過的時光，如果我能幫助她們處理掉一些不必要的麻煩，簡化掉一些不必要的流程，是不是可以讓這條路更加平坦，可以讓她們更加專注，更加堅定地走向正確的方向呢？

在這種使命感的驅使下，我決定成為她們的探路者：如果我是她們，我希望得到什麼樣的幫助，才能讓我少走彎路，在這一路感覺更加輕鬆呢？

首先，在這段旅程的第一步，可以解決掉的是探索過程中的辛苦。

Day13 你可以不用那麼累

許多人在決定試管嬰兒之前，都習慣去各大論壇、App、網站尋找相關資料，看哪個醫院最可靠？哪個醫生最專業？哪個方案最適合……結果找了一圈，不僅被各種說法搞糊塗了，還有許多廣告機構混淆其中，其中不乏不合規、唯利是圖的機構，利用人們對試管技術的不了解，賺取高昂利潤，讓本就痛苦的患者雪上加霜。

好不容易到了醫院，排隊五小時，就醫五分鐘，剛鼓足勇氣邁出第一步，就已經覺得心好累。

當人行走在孤獨的路上，能夠有一位嚮導陪同，一定事半功倍。來到醫院的患者，都有專屬的服務人員，不用排隊，全程指引。除此以外，為降低溝通成本，我力求每位患者都能享受與專家一對一的全程服務，減少在陌生環境中的不適感。

其次，人在旅途最怕的就是舟車勞頓，吃不好睡不好，精力也就無從養起。

如果患者能在緊張的行程中，不用再花時間處理這些生活瑣事，也許心情就會更加放鬆，也會更加集中精力進行試管手術，成功率才會更高。因此，安排患者從一落地就可以享受到五星級的生活服務，從接送到食宿安排，保證患者能以最佳的身體狀態進入週期，對於治療也會有更好的輔助作用。

第二站　別哭，沒你以為的那麼難

最後，我記得有朋友對我說過一句話：「做試管嬰兒最累的不是身，是心。」總是在反反覆覆中經歷希望和失望，傷心又傷財，再強大的心也會堅持不下去。

那麼，要想卸下人們這種心理上的重負，唯一的方法就是提升試管成功率，降低失敗所帶來的精力損耗，從技術上、設備上、人員選擇上，組成最頂尖的專業陣容，提供更加精準且效率高的試管解決方案，提高人們的就醫效率和成功率。

如果把人工生殖之路，比喻成一個巨大的賽道，那麼，在從前的賽道上，只有你一個人在努力奔跑，對賽道的凶險和比賽的結果也懵懂無知。然而，我希望能做到的，就是將這場殘酷的賽道之旅，變成一場沒有懸念的浪漫旅行，沒有冤枉路，不用受苦，只要你邁出第一步，剩下的九十九步，交給醫生就可以。

Day14　走進微觀世界

【當對一件事情感到懼怕時，通常最主要的原因，是因為對它一無所知。

因為「知其然，不知其所以然」，所以，每增加一分無知，就會多一分不確定的恐懼，少一分做出判斷的勇氣，各種焦慮也會緊隨其後。】

所有成功的孕育，都是從一顆精子和一顆卵子的結合開始的。

這是一個非常簡單的道理，只要稍微對生理學有一點了解的人都不會陌生。只不過，對於許多做試管嬰兒的準爸爸準媽媽來說，自己做完取卵、取精之後，就被醫生告知回家等候消息，但是這些精子、卵子究竟被送到何處？又是怎麼結合成胚胎的？它們在醫生手下發生怎樣的故事？全部是一頭霧水。

下面，我們一起走進胚胎實驗室，走進精卵的奧妙世界，去一探究竟。

【卵子的旅行】

當卵泡在取卵針的幫助下，離開母體，還沒等它反應過來，就會被迅速轉移到37°C恆溫的培養皿中，送往胚胎實驗室。

第二站　別哭，沒你以為的那麼難

接下來，專業的胚胎師便會在顯微鏡下，查詢出健康的卵子，同時根據顆粒細胞和細胞質形態初步評價卵子的成熟度，並將觀察到的卵子轉移到培養皿中，放在恆溫培養箱中培養 4～6 個小時，使卵母細胞進一步成熟。與此同時，精子也已經同步到達，為使其純度更高，活力更好，胚胎師會對送過來的精液進行洗滌處理。

終於，到了卵子和精子相遇的時刻。

如果兩邊的狀態都良好，在胚胎師的精心助攻下「自由戀愛」，自然結合完成授精過程，就是第一代試管嬰兒（IVF）。

如果精液品質較差，或者經手術取出的精子，則需要藉助單一精蟲顯微注射，由胚胎師在放大 400 倍的顯微鏡下挑選出最為強壯的精子，注射到成熟的卵子中，幫助精子完成授精過程，這種「包辦婚姻」，就是俗稱的第二代試管嬰兒技術（ICSI）。

如果這對精、卵順利結合，便會成為授精卵，細胞開始逐漸分裂，從 2 個細胞到 4 個細胞，從 4 個細胞到 8 個細胞，最終發育成胚胎。此時，胚胎師便會從中「擇優錄取」，挑選出狀態最好的 1～2 個授精卵，植入到母親的子宮內，進一步開啟他們的生命之旅。

不過，如果對有遺傳病或染色體異常的家庭來說，之前

的這套操作流程,只有可能讓女性成功受孕,卻不能保證孩子降生之後一定是健康的,這個時候,便需要藉助第三代試管嬰兒技術的幫助。

前面已簡單提過,如今最熱門的「第三代試管嬰兒技術」,即胚胎著床前基因診斷╱胚胎著床前基因篩檢篩檢(PGD ╱ PGS)。

PGD 指在 IVF-ET 的胚胎植入前,取胚胎的遺傳物質進行分析是否有某種致病基因,診斷是否有異常,篩選健康胚胎植入,是防止遺傳病傳遞的方法。

PGS 是指胚胎植入著床之前,對早期胚胎進行染色體數目和結構異常的檢測,透過一次性檢測胚胎 23 對染色體的結構和數目,分析胚胎是否有遺傳物質異常的一種早期產前篩檢方法。

為了更好的國際交流和學術探討,2017 年美國生殖醫學中心學會(ASRM)、歐洲人類生殖和胚胎學會(ESHRE)等國際學術組織共同發出倡議,建議採用新的術語來描述第三代試管嬰兒,即「Preimplantation·Genetic·Testing」,簡稱「PGT」。「PGT」中的「T」代表「檢測」,相對於「D(診斷)」或者「S(篩檢)」更加嚴謹和準確。為在名稱上能夠立即區別 PGT 的不同適應症,專家建議分別採用 3 種不同的字母來區分(見下頁圖),即:

第二站　別哭，沒你以為的那麼難

　　PGT-A：是指為提高臨床 IVF 的成功率，進行胚胎染色體非整倍體篩檢，相當於「PGS」。

　　PGT-M：是指標對單基因疾病生育風險者，主要是指孟德爾遺傳病。目前，它的應用內涵也有進一步的延伸，如 HLA 配型選擇、腫瘤易感基因排除等。

　　PGT-SR：是指夫妻雙方或之一存在染色體結構重組者，例如相互易位、羅氏易位、倒位等。

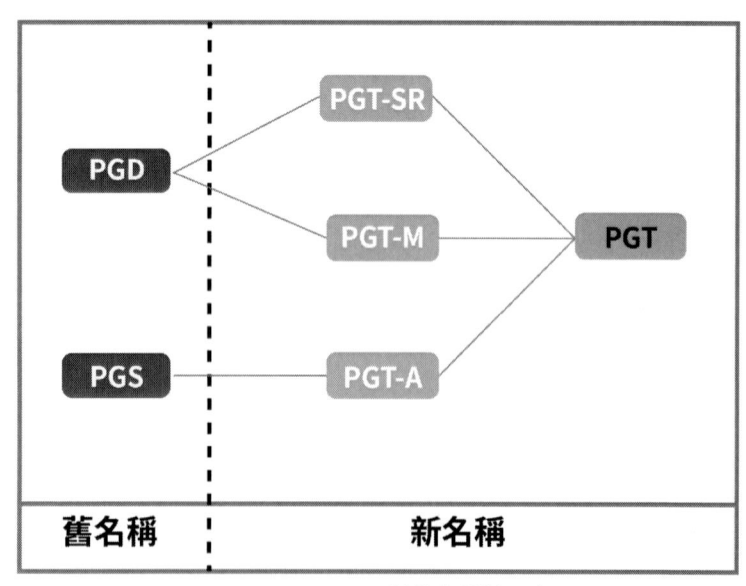

PGT、PGD、PGS 新舊名稱對照表

　　就像孕婦定期去做產檢一樣，第三代試管技術不過是將「產檢」提前到胚胎和基因層面，從可能含有致病基因的

胚胎中，挑選高品質的胚胎植入子宮，從而獲得一個健康的寶寶。

不管是一代、二代，還是三代試管嬰兒技術，胚胎實驗室都是生命誕生的源頭。對於生殖醫學中心來說，胚胎實驗室的重要性就像一個人的心臟，人工生殖技術（ART）中實驗室的技術優劣及環境好壞，對試管胚胎成功率有著關鍵性的影響。

都說外行看熱鬧，內行看門道。許多猶豫要選擇哪個生育機構的家庭，只知道在各種醫院數據、排名上糾結比較，卻往往忽視最重要的一環，就是對醫院胚胎實驗室的了解。

要知道，不管是精子、卵子，還是進而形成的胚胎，都是非常嬌弱的存在。它們不僅對空氣品質、溫度、溼度、滲透壓等條件十分敏感，甚至任何細微的變化，都可能對它們造成不可逆轉的損傷，直接影響試管胚胎的成功率。

例如，在胚胎成長的早期，其生長發育非常迅速，每天都會發生巨大的變化，這就要求實驗室要具備頂級的培育系統及最先進的設備，才能保證胚胎培養環境與輸卵管和子宮環境有最大限度地相似，保證胚胎的健康成長。

相反，如果是在不專業的實驗室，任何細小的階段被忽略或者技術不過關，都會導致胚胎的發育潛能受到影響，從而導致助孕失敗。

第二站　別哭，沒你以為的那麼難

　　那個即將決定你下一代寶寶生死存亡的地方，究竟是一個什麼樣的環境？是獨立的還是外包的？醫生資質如何？能不能提供有關實驗室的相關資訊？這些是我們在做試管嬰兒之前，需要充分了解和明瞭的資訊。

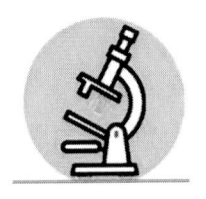

Tips：一個可靠的人工生殖技術（ART）實驗室，需要具備什麼條件？

1. 經驗豐富的專業人員

試管嬰兒是一種技術敏感流程，胚胎師和相關技術人員，除需具備最高水準的專業知識外，豐富的經驗也是必不可少的。

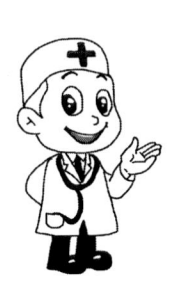

2. 最新的實驗室流程和標準

頂尖的胚胎學實驗室，應該遵循嚴格的管理流程，例如，如何監測胚胎發育？品質保證標準是什麼？實驗室的運作方式？都是不可或缺的關鍵資訊。

3. 高品質的設備和設施

一個設備完善的實驗室，設備和設施這些硬體條件，一定是重中之重，實驗室中使用什麼樣的培養箱？什麼樣的顯微鏡、培養基和處理設備？

第二站　別哭，沒你以為的那麼難

4. 高品質的空氣過濾系統

胚胎學實驗室的空氣品質對胚胎的健康和生存能力有著重要影響。空氣中的常見雜質、微生物甚至香水都會嚴重損害胚胎的發育。

5. 細緻的光線和溫度控制

胚胎在發育時，對環境、光線和溫度的變化非常敏感，稍微不慎，就可能滿盤皆輸。

Day15　終結孤單與遺憾

【比希望渺茫更絕望的是沒有希望；比「不能」更讓人煎熬的是「不敢」。

當一些人在抱怨生育路上困難重重時，還有一些人，卻因為種種原因，還沒上路，就被剝奪到達終點的機會。】

辛辛苦苦十月懷胎，想擁有的不過是一個孩子，一個健康活潑、擁有無限未來的希望。然而，並不是每個人都能如願以償。

據一項研究顯示：平均每30秒就會有一個缺陷新生兒出生，這是一個多麼可怕的數字，即使做了萬無一失的準備，但基因疾病和先天疾病卻總讓人防不勝防。

對於旁觀者來說，對於這一數字，可能僅僅會覺得驚訝，然後就拋之腦後。但對於一個家庭來說，這個機率卻是生命無法承受之重，對於一個孩子來說，這個機率更是成為貫穿他們一生的黑暗深淵，我們需要竭盡全力為他們阻擋的災難。

隨著三代試管技術的成熟和應用，許多人對它的第一印象，都是「聽說可以檢測遺傳疾病，可以避免遺傳病傳遞……」，但具體這一技術如何操作，對普通人有什麼好處

第二站　別哭，沒你以為的那麼難

和局限，卻很少有人能說得清楚。

不過，我並不想浪費大量的篇幅來講解這一技術的原理，我經常說一句話，專業的事情交給專業的人去做。對於各位準爸爸、準媽媽來說，只需要搞清楚兩個問題就夠了。

第一個問題：什麼人適合做三代試管胚胎？

第二個問題：這一技術有什麼優勢和不足？

首先，我簡單解釋一下三代試管技術 PGD 和 PGS 的區別，雖然都是對胚胎進行遺傳學的檢查，但 PGD 主要是針對家族遺傳疾病或個人重大疾病而做的針對性的診斷，而 PGS 主要是針對染色體結構和數目異常進行的篩檢。

兩者採取的是相同的技術手段，目的都是阻斷遺傳缺陷的發生，沒有高下之分，只有適應族群的不同，具體哪個更適合自己，醫生會根據患者的具體情況給出最適合的診療方案，不用太過糾結。

那麼，哪些人建議做三代試管嬰兒？

第一群體：有家族遺傳史的準父母。

曾經，面對無情的機率問題，對於有家族遺傳史，或者夫妻雙方中有一方攜帶致病基因的家庭，在要孩子這件事上只有兩個選擇，冒險一搏或徹底死心，但第三代試管技術卻提供了第三條選擇的方案。

Day15 終結孤單與遺憾

例如，如果夫妻雙方都攜帶地中海貧血的隱性遺傳病基因，在備孕時不去做 PGD 篩檢，將來孩子患地中海貧血的可能性就有 1 ／ 4，容不得半點僥倖心理。而透過在體外對胚胎進行植入前基因診斷，可以選擇基因沒有缺陷的胚胎進行植入，從而阻斷致病基因的遺傳，讓遺憾不在下一代身上重演。

第二群體：複發性流產的備孕媽媽。

對於許多女性來說，在備孕過程中，還有一種比「懷不上」更痛苦的事情，就是反覆胎停流產。

無論是自然受孕還是試管嬰兒，確認懷孕只是邁向成功的第一步，在生命孕育的 10 個月時間裡，依然有 20％ 左右的淘汰率。

在體驗過新生命的喜悅之後，又被無情地剝奪希望，這種打擊實在太過殘酷。對於所有憧憬新生命誕生的父母來說，最痛苦的經歷莫過於此。

雖然導致這一結果的原因有許多，但隨著科學界對基因遺傳領域研究的深入，許多醫生認為，染色體異常是導致胚胎不發育、早期流產的一個主要原因。

在這種情況下，透過三代的篩檢，可以在源頭上對胚胎染色體進行檢查，挑選正常的胚胎進行植入，讓各位準媽媽

第二站　別哭，沒你以為的那麼難

免受身心折磨。

第三群體：多次植入未著床的試管媽媽。

為什麼每次取許多卵，卻沒有配成胚胎？

為什麼每次都說胚胎品質良好，卻總是著床失敗？

是免疫排斥、心情，還是子宮環境出問題嗎？許多有過一次或多次失敗試管經歷的人，都會反覆探究過程中的種種細節，試圖找出自己的疏漏之處，甚至陷入自責、憂鬱的情緒中不能自拔。然而，當你各種原因都找一遍後，仍然不知問題出在哪裡的時候，不如換一個角度尋找原因。

即使是最資深的胚胎師，也無法用肉眼看出基因的問題。可能有的人會認為夫妻雙方基因都沒問題，胚胎也一定正常。這樣的想法是錯誤的，正常無基因問題的夫婦也會產生染色體異常的胚胎。

要知道，在卵子和精子結合的過程中，染色體也在重組，如果在這一過程中發生錯亂，就會造成胚胎染色體異常，功虧一簣。舉個例子，如果一次養囊養出 6 個囊胚，假設其中有三個是正常的，三個是異常的，那麼，每次植入就是一場賭博。萬一運氣不好，植入的是異常胚胎，後期結果很可能就是不著床、早期流產、胎停……這個時候如果提前做 PGS，就可以提前知道哪幾個是正常胚胎，從而減少

Day15 終結孤單與遺憾

無效植入的風險。

第四群體：高齡生育群體。

雖然一個人懷不懷孕，不是排卵就能決定的，但卵巢有規律的排卵，絕對是生育中的一個重要階段，不管是不是做試管胚胎，一顆健康、品質好的卵子，都能夠相當程度上決定是否受孕。

單從年齡角度上來說，隨著女性年齡的增大，不僅會導致卵子、胚胎染色體異常機率上升，流產率上升，活產率下降，還會引發遺傳病症。這與卵子老化，精子和卵子結合以後，沒有辦法進行正常的分裂有關。

雖然這個事實非常殘酷，但不得不承認，年齡帶走的不止是美貌，還有健康的卵子，這是人類身體正常的自然規律，任何人都無法逆轉。我們唯一能做到的，就是藉助第三代技術，排除異常染色體和遺傳疾病，在一定程度上提高胚胎著床率，最大限度為寶寶健康保駕護航。

在華人的傳統觀念中，非常看重基因傳承，希望自己的孩子能夠遺傳到最好的基因，也就基因不可以帶有遺傳疾病的。於是，許多愛子心切的父母們向醫生提出：「請仔細篩檢篩檢，把所有不好基因都排除掉。」

第三代試管技術對基因的檢測，人們以為像買菜做飯一

第二站　別哭，沒你以為的那麼難

般，把不好的葉子丟掉，只保留最新鮮的就行了。但事實上，專業的基因檢測卻像排雷，有沒有雷不知道，雷在哪裡不知道，而且這顆地雷的行蹤還會變幻莫測，即使是運用美國最先進的檢測技術，也只能篩檢出 400 餘種遺傳基因疾病，而不能阻止所有疾病的發生。

不過，就像無法控制孩子的人生，卻可以提供支持一樣，雖然無法如大家所期望，讓孩子在胚胎階段一勞永逸，但可以盡量減輕他們的枷鎖，使他們走得更遠，更輕鬆，這也是父母送給他們的第一份禮物。

第三站
別急，時間都會給你

第三站　別急，時間都會給你

Day16　把幸福還給妳們

【對於每一個渴望成為父母的人來說，孕育的每一刻都是美好的代名詞。從生命最初的悸動到嬰兒呱呱墜地，每一次輕微的胎動，每一天殷切的企盼，都是生命中最美好的體驗。

這種美好，是上天賜予每個人最珍貴的禮物。不應該因為種種因素，就剝奪一些人享受這一過程的權利。所以，我要做的事情，就是把這種幸福還給她們。】

生命與愛，是人生中最寶貴、最偉大的財富。

母親，經過漫長的十月懷胎，最終孕育出一個嶄新的生命，這不僅是女性生命中的大事，更是一個家庭的大事，承載著家族的傳承，命運與未來的希望。這種幸福的感覺，即使在許多年之後，也會成為人生中一段美好的回憶，每一次回想起來，都是幸福的滋味。

然而，對於試管嬰兒的父母來說，這段旅程卻常常是黑暗而充滿荊棘的，甚至飽含著屈辱與淚水。尤其對於剛剛接觸人工生殖的女性來說，既要面對父母比較保守的觀念，又要承擔額外的財政支出，對許多技術、藥物、專業名詞還一頭霧水，還要擔心這樣不良的情緒，是否會影響到試管嬰兒

Day16　把幸福還給妳們

的成功率⋯⋯。

那些本應該帶來幸福的每一個身體變化，都變成需要拼盡性命去爭取的冒險，想想都令人不寒而慄，迷茫又未可知。可以說，許多踏上試管嬰兒之路的人，他們在心理上經受的考驗，遠比身體上的考驗要多得多。

我曾經在醫院的走廊上，遇見過一對年輕的夫婦。女性手裡拿著檢測報告，沉默地靠著牆壁，遲遲沒有開啟診室的大門。當我走過他們身邊時，聽見男人語氣堅決地說：「如果這次再懷不上，我們就離婚。」

當時，我的心如墜冰窖。那個女性瘦削的身影掛在牆壁上，既孤單又無助。我想過去跟她說點什麼，可我什麼也說不出來。

可以想見，在這樣的重壓之下誕生的生命，也許從孕育之始，就與美好扯不上一點關係。但試問，這是誰之過？

後來，我又在各種場合，遇見過無數有生育問題的男男女女，當他們得知自己無法自然孕育一個新生命時，心急如焚，嘗試各種方法，甚至付出千倍萬倍的代價。

如果你想見識人間百態，醫院是最好的取景地。在生殖醫學中心的會診室裡，是女性的苦難大會。我聽過無數女性的故事，聽她們跟我述說，每次取卵植入時，內心的希望和

第三站　別急，時間都會給你

忐忑；每一次授精卵沒有著床，一切又回到原點的失落與絕望；家人的企盼，對未來的擔憂，是壓在她們心上的一座座大山。

但這一次，我決定為她們做些什麼，這不僅是我心中一份多年的夙願，也是我身為醫者，身為母親，身為女性的一種責任與擔當。

我知道，許多人第一次做試管嬰兒的時候都會非常緊張，尤其在經歷過失敗之後，難免會產生焦慮、失望等情緒。這時，不管是醫生還是成功的前輩，大家都會告訴她們，要放鬆心情，因為輕鬆的心情可以提高成功率。

不過，在許多人來看，這句話就像「多喝熱水」一樣，只是醫生隨口一說的安慰話，但實際上並不如此。

曾有一位女性在就診時，對我們哭訴：為了想要一個孩子，他們已經在這條路上奔波十年。

十年期盼十年苦，其中身體上的辛苦尚能承受，但心理的壓力卻好幾次差點將她擊垮。

誰不想能夠自然受孕呢？但身體上的缺陷卻似乎成為她的原罪。如今公婆都已八十多歲，讓他們心心念念的，是唯一的兒子至今無子。每次看到老人那渾濁的雙眼中流露出的期盼，她都快崩潰了。

Day16 把幸福還給妳們

　　為了擺脫心裡的內疚，她曾多次提出離婚，但被丈夫拒絕。在了解她的心結之後，我們的家庭諮商師對她進行諮商和開導，並引導她與家人進行開誠布公的溝通，取得不錯的效果。在開始治療之前，婆婆還多次打電話安慰她：「沒關係，只要你們兩個人過得好，沒有孩子也可以領養一個。」

　　誰也沒有想到，在她放下「生」的執念時，「孕」氣卻不期而遇。如今，他們的寶寶已經成功出生，連醫生都說這是一個奇蹟。

　　在備孕的過程中，心理因素往往容易被人們所忽視，然而，它對試管成功率的影響卻不容小覷。

　　首先，對於做試管嬰兒的女性來說，相比男性，她們在備孕以及懷孕過程中，往往會承擔更大的心理壓力，都會給她們的心理帶來極大的困擾，例如：擔心手術疼痛、擔心是否成功，甚至擔心孩子的健康，擔心身邊人的看法，等等。

　　這種壓力對女性腺荷爾蒙分泌有重大影響，甚至會打亂身體的平衡狀態。而月經週期主要由荷爾蒙控制，如果女性有較大的精神壓力，可能會導致她的身體分泌不足的荷爾蒙，或者荷爾蒙紊亂，導致難以排卵，進而影響授精。即使順利排卵並授精成功，女性過大的心理壓力也會影響胚胎植入，最終降低試管嬰兒的成功率。

　　其次，不光是女性，在這一過程中，男性也會產生很大

第三站 別急,時間都會給你

的壓力。這種精神重負,也會影響男性身體的荷爾蒙分泌,導致精子數量減少。此外,心理壓力還會降低精子的活性,使授精更加困難。相反,心理健康愉悅的男性,他們的精子數量更多,活性更好,授精率更高,試管嬰兒成功率自然也會更高。

如今,隨著醫療技術的發展,試管嬰兒等人工生殖技術,只是幫助懷孕的一種手段,就像感冒要打針吃藥一樣,並沒有什麼特別。如何讓這一過程不再成為一個家庭的噩夢,讓更多的人感受到孕育生命過程中的神奇與美好,是我一直在努力的方向。

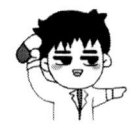

Tips：[旅行備忘錄]
生殖專家對心理調節的建議

1. 自我調節，給自己積極正面的心理暗示，保持輕鬆樂觀的狀態，順其自然。
2. 盡量迴避來自家人或朋友的干擾，以平和的心態面對這件事。家人也不要給予過度的關注或干擾，應給予適當的支持。
3. 適當運動，如散步、慢跑、游泳等，有助於緩解精神壓力。
4. 生育是雙方的共同意願，因此夫妻之間要相互信任支持，尤其當一方出現焦慮等負面情緒時，另一方能夠給予安撫和排解。
5. 對醫護人員多一些信任，放鬆下來，也許好孕就會隨之而來。
6. 選擇正規的醫院，有經驗的醫院，既可以提高成功率，還能緩解心理壓力。

第三站　別急，時間都會給你

Day17　正常就是最好的生活

【如果你問我，在完成這趟試管之旅的過程中，最重要的是什麼？那麼我會說，一定要有顆強大的內心。

別誤會，我所說的強大並不是要你多麼堅強，多麼忍耐。老子曰：「天下之至柔，馳騁天下之至堅」。真正強大的心，恰恰是擁有一顆平常心。】

對於那些自然受孕，或是意外得子的人們來說，習慣於將寶寶比作「上天賜予的禮物」，所謂「禮物」，自然是包含著意外之喜，因為超出意料之外，所以才會如此欣喜。

然而，對於許多需要嘗試試管嬰兒的人們來說，他們從踏上這段旅程開始，就已經目標明確，期待早一步走向終點，取得最後的成功。有時候，這種期盼是甜蜜的，因為少一分「意外」，多一分「篤定」；但有時候，這種期盼又是沉重的，因為背負太多人的目光，甚至為此擔心到食不下嚥、夜不能眠。

胚胎植入前，擔心荷爾蒙沒上去？卵泡長沒好？胚胎多不多？有沒有好的胚胎？胚胎植入後，更是提著一顆心，做什麼都如履薄冰，還有準媽媽調侃地跟我說，「我現在連噴嚏都不敢打，就怕稍微一用力，孩子就沒了！」

雖然有些話說出來自己都覺得可笑，但我卻非常理解她們的這種心情。我也是一位母親，這種下意識去保護孩子的想法，是每個女性母性的本能流露，即使孩子還沒有出生，這種保護就已經開始了。

不過，在孩子的成長道路上，太多的愛會變成溺愛，愛的方式不對，也會變成一種傷害，即使在孩子還是授精卵時，也是如此。

曾經有一位準媽媽，不知從哪裡聽來的消息，說做完胚胎植入手術後不能動，必須在床上躺夠三天，可以增加成功率，否則胚胎會由於重力作用排出體外，所以從植入後一直不敢下床，用她的話說：「已經躺出幻覺，老感覺肚子裡不舒服，最後焦慮得連飯也吃不下。」其實，這樣反而對成功不利。

事實上，坊間一直流傳的「臥床可以提高著床率」的說法，並沒有確實的理論依據。曾經有學者，在對比胚胎植入後臥床 24 小時與臥床 1 小時，和植入後靜臥 4 小時與植入後臥床 3～5 天的患者後發現，前者與後者在懷孕率、流產率和宮外孕等發生率上並沒有什麼區別。這也充分證明，「植入後長時間躺著」，並不會對最後結果有什麼幫助。相反，久躺不動對女性身體的傷害，卻是顯而易見的。

首先，由於人在平躺狀態下，會出現腸胃排空減慢，血

第三站　別急，時間都會給你

液循環減慢、下肢靜脈血迴流緩慢等現象，長期臥床，很容易影響消化功能，導致食慾不振、便祕等，還可能造成下肢靜脈栓塞。

其次，在生活中經常會有這樣的體驗：平時上班總是早起，但週末一下睡太多也會覺得頭昏腦脹。同樣，對於胚胎植入後的準媽媽，只要每天規律作息，保證充足的睡眠即可，如果每天在床上當睡美人，人也會變得無精打采。

另外，人一閒下來就容易胡思亂想，無形中給自己增加壓力，如果讓這種焦慮、緊張的心情影響到神經內分泌系統，也會影響血液循環，影響胚胎著床。

接下來，放鬆，呼吸……

不要讓等待的過程變成一種酷刑，做那麼多準備，付出那麼多辛苦，如今行程已經過半，可以稍微給自己放個假！

在胚胎植入後，患者只需要在床上躺 1～2 個小時，等體力恢復之後就可以回去休息，開始正常的生活，不用因為備孕，而刻意去改變自己原本的生活節奏。

「那什麼是正常的生活呢？」

即使醫生說再多遍，還是會有許多神經緊繃的準父母們，不知道如何安然度過這段黎明前的等待時間。我可以向大家提出幾個建議。

Day17　正常就是最好的生活

1. 正常飲食

不要盲目聽信網上的「偏方」，什麼喝豆漿、吃西柚、吃榴槤等，不管什麼食物，單一大量食用，都會對身體造成負擔。

在誘導排卵階段，可以適當多吃點富含蛋白類的食物；胚胎植入後，可以多吃點蔬菜、水果，促進腸胃蠕動。盡量不要在這一階段嘗試一些以前沒有吃過的新奇食物，以免引起過敏或腹瀉。

2. 正常作息

除不要熬夜，規律作息之外，也需要各位準媽媽平衡工作與生活的時間。

雖然為安心做試管嬰兒，辭職備孕的人不少，但我還是建議，如果工作不是太忙太累，盡量不要辭職，一來減輕經濟壓力，二來也可以轉移注意力，該工作工作，該逛街逛街，生活依舊每天陽光燦爛。

3. 正常鍛鍊

如果說進入試管治療流程後，許多準媽媽還會做運動，但在胚胎植入之後，許多人就不敢冒險嘗試了。

其實，倒也不用這樣草木皆兵，如果平時有健身的習慣，只要在取卵、植入的時候休息兩三天，避免扭轉與衝擊

第三站　別急，時間都會給你

性過大的動作即可，平時跑跑步、做做瑜伽、散散步，都是不錯的選擇。不過，如果平時沒有運動的習慣，也不要臨時抱佛腳開始練習，以身體感到健康、舒適為上。

生育一個孩子，不僅是女性一個人的事，更是一個家庭的牽掛。

父母、老公、各種親戚朋友，在帶來關心的同時，也容易成為壓力之源。所以，不光準媽媽要有一顆平常心來對待生活，周圍的家人更要如此，無需過分的關注與關心，正常生活，就是最好的陪伴。

Day18　慢慢來比較快

【當面對一件複雜的任務時，誰都想一鼓作氣趕快完成，就像攀越一座大山，只想趕緊把它踩在腳下。

然而，俗話說「欲速則不達」，有時候越想完成一件事情，心裡越急，越會陣腳大亂。】

從決定做試管嬰兒的那一刻起，進周、促卵、取卵、植入……一關一關地闖下來，眼看這一段旅程已經走大半，似乎終點已觸手可及，但心裡的焦慮也與日俱增。

「身體一點感覺都沒有，這次到底能不能成功？」

「萬一這次失敗怎麼辦？」

雖然嘴上說「順其自然」，但心裡不著急也是假的。

我希望所有踏上這一旅程的朋友們，都能如願以償，既享受孕育的浪漫，也收穫成功的幸福，但試管技術畢竟屬於醫療行為，沒有人能打出百分百的包票。

對於各位準父母來說，面對不確定性造成的焦慮，雖然不能在技術層面做出什麼努力，但可以配合醫生去調整自己的情緒。只要先把自己的心態調整到一個正向的頻率，好「孕」氣自然不請自來。

第三站　別急，時間都會給你

第一步：接受，與自己握手言和。

半年前，醫院接待一位有過兩次失敗試管嬰兒經歷的患者，從進入醫院的第一天起，就一直鬱鬱寡歡。面對這種情況，我沒有著急讓她開始治療，而是先讓心理諮商師介入，了解她的情緒狀態。

透過與諮商師的幾次溝通，她慢慢敞開心扉，我也了解她的故事。原來，她當初選擇試管嬰兒，是因為丈夫弱精的緣故，醫生說他們的問題不大，可能很快就能懷上。但兩次流程下來，卻雙雙失敗。醫生說，其實胚胎已經著床，但因為指標很低，沒有生長。

接連的兩次失敗對她打擊很大，加上當時年紀也還小，就暫時停止求子之路，在家休養兩年。然而，就在今年她調整好心情，準備再好好努力一次的時候，醫生告訴她，透過 AMH、FSH 值的檢測，她的卵巢功能已經開始衰退，可能不會如想像的那麼順利。這個消息猶如一盆冷水，澆熄她心中剛剛燃起的火花，讓她無法接受。

有一次，我在走廊上碰到她，她說：「這兩年為生孩子，我每天都特別焦慮，眼看身邊比我小的人都二胎了，心裡就更加自卑。雖然嘴上說不急，但每次看她們在晒小孩，心裡都特別難受。尤其是第二次試管嬰兒失敗之後，我開始變得敏感多疑，朋友們都不敢在我面前提『孩子』兩個字。以

Day18 慢慢來比較快

前,我一直認為身邊的人都用有色眼鏡看我,現在我才知道,其實沒有接受的人是我自己。」

因為過多地自我否定而產生一種自慚形穢的情緒感受,這是許多患者都具有的一種心理狀態。在這樣自怨自艾的心態下,他們給自己戴上沉重的精神枷鎖。

對於這種負面情緒,有些不了解的人可能會說:「你不要胡思亂想,要心胸開闊一些。」但道理誰都會說,情緒卻不能憑空消失。即使自己知道這種情緒沒有好處,但就是控制不了,甚至從自我懷疑、自我否定開始,陷入悲觀消極的惡性循環。

情緒是心理的自然反應,沒有對錯之分。在這個時候,我們需要的不是與它為敵,而是要試著去理解和接受,不管是身體上的,還是心理上的,只有先與自己握手言和,才能有戰勝困難的勇氣與決心。

說到底,試管嬰兒也沒什麼大不了,只不過是換了一種備孕形式而已,沒有低人一等,也不是大病絕症,正是因為多一些美麗的意外,才讓即將到來的遇見變得如此與眾不同。

第二步:防禦,抵禦負面情緒的侵擾。

即使是規劃好的行程,在路上也會遇到一些意外事件,讓好不容易平復的心情瞬間失衡。

第三站　別急，時間都會給你

尤其是在這次旅途已進入後半段，曾經一起出發的朋友，有的因故折返，有的已經提前到達了終點，自己究竟會面臨何種局面，難免會讓人心生焦慮。明知道著急沒用，心裡還是會怕得發慌。

在這種患得患失的心態下，患者曾經理智的心態也很容易發生動搖，有人開始打聽別人的治療方案，有人不知從哪裡弄來神奇的食療偏方，不管有沒有用，起碼是個心理安慰，讓自己可以暫時逃避，不用去面對冰冷的事實。然而，當最後結果真的沒有盡如人意，他們又會立刻陷入萬念俱灰的極端情緒，不能接受暫時沒有成功的現狀，甚至因此失去繼續下去的勇氣。

心態上要放平，心理上要放鬆，允許有緊張、害怕的情緒存在，但也要保持頭腦清醒、理智線上。每個人的治療方案都是因人而異，不能盲目追求進度，更不能因為著急而慌了手腳，在臨床上，因為太過著急而出現忘記醫囑、打錯針、該冷藏的藥沒有冷藏的「迷糊」準父母，實在屢見不鮮。

遇到不明白的事情，多聽多記、不懂就問，多與諮商師與醫生溝通，掌握自己的治療節奏，不要拿自己身體開玩笑。

我相信，所有的故事都會有一個答案。

Day18　慢慢來比較快

　　就在我寫這篇文章的前一天，我收到那位曾經**鬱鬱寡歡**的準媽媽的訊息，她已經成功懷孕了，幸福之情溢於言表，而我把她的故事寫在這裡，只是想告訴所有正在接近光明的你們：慢慢來，在最終的答案到來之前，一定要耐得住性子，守得住初心。因為走的是正確的方向，就一定能看到最美的風景。

第三站　別急，時間都會給你

Day19　你的情緒由你做主

【生活中，每個人都會有各式各樣的情緒表達，喜怒哀樂與愛恨情仇，這些都是人體本能的反應。

但是，這些情緒中有些是正面的，有些則是負面的，如果陷入負面情緒之中難以自拔，我們的心情就會被這種負面情緒帶壞，陷入痛苦的漩渦。】

對於試管嬰兒週期中的準媽媽們來說，最難熬的過程不是各種檢查、打針，而是反反覆覆胚胎植入不成功，那種崩潰與絕望，抹殺過去所有的幸福與希冀，心態再好的人也很難不受影響。

面對這種情況，有人試著安慰：「沒事，過程比結果更重要，有了這次的經驗，下次肯定沒問題。」也許這句雞湯在別處確實適用，但在我看來，這完全是不體諒別人的風涼話，對於每個嘗試試管嬰兒的準媽媽來說，最後的結果是所有努力的最終呈現，如果沒有這個，再美的過程也會失去意義。

我曾經接待過一位 5 次誘導排卵、6 次胚胎植入均失敗的準媽媽，那種疲憊的神態和努力想再嘗試一次的渴望，讓我為之動容。但我知道，她不是第一個為孩子拚搏的媽媽，

也不會是最後一個,就在我身邊,還有許多像她一樣的母親,在反反覆覆的失敗中甚至產生放棄的想法。

雖然大家嚮往光明,但也要有面對黑暗的勇氣。在某個夜深人靜的夜裡,我相信幾乎每對做試管的父母都想過一個問題:萬一失敗怎麼辦?

首先,從臨床上來說,一般將植入 3 次以上均失敗,或者植入 4～6 個好的胚胎,或胚胎數 3 個以上均失敗的,稱為「反覆植入失敗」。

其中,可查明的失敗原因有許多,分為下列幾種情況:

1·取不到健康卵子

卵子是胚胎的源頭,如果因卵巢功能衰退,在試管嬰兒週期中出現不良反應,如卵泡不生長,取卵之後空卵泡、卵子異常等,很容易出現無卵可用的尷尬局面。遇到這種情況,可以考慮將促排卵針劑分次施打,透過多次誘導排卵以累積個數。如果依然無法取到合格的卵子,還可以藉助供卵完成試管週期。

2·取不到健康胚胎

胚胎是生命的種子,胚胎品質是影響胚胎著床最關鍵的因素之一。

如果這顆種子發育潛能好,生命力旺盛,即使在一些不

第三站　別急，時間都會給你

適宜的環境下也可以著床，相反，如果胚胎異常，身體會自然淘汰無法孕育的生命，即使身體條件再好，也無法著床。

除此以外，還有一種情況是無胚胎可用。雖然取卵成功，但因為體外授精過程失敗，出現授精卵停止發育，授精卵染色體異常、養囊失敗等情況。

遇到這種情況，要具體原因具體分析。如果是卵子成熟率低，需要考慮誘導排卵方案和破卵針問題；如果是授精率低，需要考慮改變精、卵結合的方式；如果是授精後不分裂或囊胚培養不成功，則主要考慮是不是卵子或精子的品質問題。

另外，生殖中心的胚胎培養技術、胚胎培養室的軟硬體條件、培養液的使用、培養師的操作技術等，也是決定成敗的關鍵因素。

3. 生化或胎停流產

即使胚胎發育良好，但在植入到子宮後，也不一定就會著床。據數據顯示，在不孕症患者中，染色體異常的發生率為 10%～15%。即使夫妻雙方的染色體正常，胚胎的染色體也有可能出現異常，而胚胎染色體異常，又是著床和胚胎發育失敗的主要原因，50%～60%，其中最多見，其次為 X 染色體單體、平衡易位、倒位等。

Day19 你的情緒由你做主

遇到這種情況，可以考慮進行第三代試管嬰兒，在胚胎植入前進行遺傳學檢測，篩選出染色體正常的胚胎進行植入，提高每次植入的成功率，避免無效植入。

其次，除了這些有跡可循的失敗之外，臨床上還有10%～20%的植入失敗是不明原因的。

說不清為什麼，哪裡都正常，但就是沒有成功，這種說法是最讓人抓狂的。是就此放棄，還是再碰碰運氣？不管選擇哪一個，似乎都需要極大的勇氣。明知不可為而為之，這才是試管嬰兒中最無助的一環。

面對這種情況，說再多的可能性，分析再多的利弊，其實都沒有太大的效果。如何幫助這部分族群呢？經過很長時間的思考，我決定將關注重點從人工生殖領域轉向心理學領域。

心理因素對試管成功率有多大影響呢？

相信不少人都聽過這樣的故事：某某夫婦求子多年一直沒有成功，就在兩個人準備放棄的時候，竟然成功懷孕了！

這樣的故事不是都市傳說，臨床上也有不少相關案例。為證實心理因素對試管嬰兒成功率的影響，曾經有國外專家做過一項實驗，對接受試管嬰兒技術的夫婦（年齡、教育程度、不孕原因、治療計畫、用藥量、胚胎品質都基本相同）

第三站　別急，時間都會給你

做心理評估，並把評估後的情況進行分組對照。結果發現：接受過心理治療，解除壓力的一組，比沒有經過心理治療的一組受孕率幾乎高出一倍。

心理學研究顯示，情緒有正面與負面之分。正面情緒像塊墊腳石，在快樂的狀態下，不管是能力、心態、情緒都會超常發揮，做事情也會更有效率；負面情緒則恰恰相反，它就像一塊絆腳石，不僅會讓我們跌倒，還會無端製造障礙，讓人停滯不前。

我們必須要做的是不被負面情緒所「拖累」，擁有掌控自己情緒的能力，從正面的角度思考問題，用正面的態度看待人生。

情緒不一樣，心態就不一樣。心態不一樣，做事方式就不一樣，結果可能就不一樣。不管外界如何喧鬧，你才是自己的主宰。

當失敗的恐懼充斥心靈的時候，不妨問問自己：如果現在放棄，以後會後悔嗎？

如果這個答案是肯定的，就打起精神，整裝出發吧！不要因為一次的挫折，就把自己當成受害者的角色而不能自拔，用正面的情緒去替換負面的情緒，「好孕」與「不孕」往往就是一念之間。

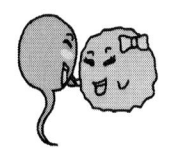

Tips：如何將負面想法替換成正面想法？

第一步：寫下你的負面想法，例如「我沒有成功，是不是我的身體有什麼問題？」

第二步：對這個想法進行深入思考：

1. 「這個想法有什麼證據？」
2. 「我是基於事實？還是感覺？」
3. 「我是不是曲解這種情況？」
4. 「其他人會不會對這種情況有不同的看法？」
5. 「如果這些發生在別人身上，我會如何看待這種情況呢？」

第三步：透過回答這些問題，逐步將悲觀的心態，轉變到樂觀的情緒上來。

告訴自己：我不是一個失敗者，而是下一個成功的人。

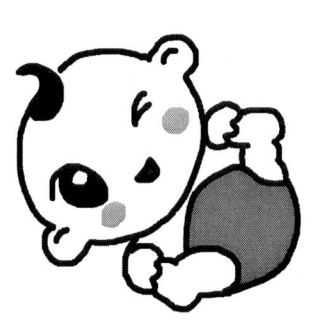

第三站　別急，時間都會給你

Day20　雙人床與單人房

【有人說，夫妻間真正的融合，不是結婚，而是從備孕起。

如果將備孕比作一場戰爭，需要兩個人攜手並肩、共同努力才能贏取勝利。但若一方當了「豬」隊友，不僅對戰爭的結果會產生關鍵性影響，而且因為沒有共同面對這一路的艱辛，即使最後勝利，也無法體會和分享「劫後餘生」的喜悅。】

我一直認為孩子是夫妻愛情的延續，不管是自然懷孕還是試管嬰兒，同樣是浪漫的代名詞，他們應該在一個充滿愛的環境中被孕育，而不是在狹小局促的試管中被創造。

其實在一些高階的人工生殖中心，會設置諸如圖書館、游泳池等休閒設施，甚至有些醫院病房都按照五星級飯店房間的標準設置，為前來求助的夫妻營造溫馨舒適的診療氛圍。

記得以前在生殖中心考察的時候，我不止一次看到過這樣的場景：醫院裡行色匆匆的女性，一個人排隊、檢查、面對各種冰冷的器械，而旁邊的丈夫，不是無所事事，就是乾脆只充當來回的司機和行走的精子庫，看著男人們空虛的

Day20　雙人床與單人房

身影，總讓我有一種錯覺，好像試管嬰兒是女性一個人的事情。

我印象最深的一件事，一位剛剛做完試管前檢查的先生，用一種如釋重負的語氣說：「以後沒特殊情況，我就不用來了吧？」

還沒等我這邊開口，他又補充道：「剩下都是我妻子的事，我來不來根本幫不上忙嘛！」

我想了想，竟無言以對。

在醫院工作的時候，常常有女性在醫生面前哭鼻子，要不就是抱怨老公的不貼心，試管過程中一點也不配合，「做試管幾個月，老公去的次數用手指頭都數得清，第一次檢查取精，第二次簽字，第三次取卵，第四次植入。這也沒辦法，誰讓生孩子是女性的事情呢？他們就算在，也沒什麼用。」

基於同樣的理解，許多男性自動降級，將自己從試管嬰兒過程中抽離出來，只要按時過來打個卡，基本任務就算完成。然而，事實真的是這樣嗎？

當然不是，以男性最基本的任務取精為例，別以為只有卵子會受情緒的影響，精子也會隨著男士們的情緒起落而「鬧」脾氣。

第三站　別急，時間都會給你

實驗表明，如果男性長期處在情緒不良的狀態，會直接影響其神經系統和內分泌的功能，使睪丸生精功能發生紊亂，導致精液中的分泌液，如前列腺液、精囊腺液、尿道球腺液等成分受到影響，極不利於精子存活，從而大大降低受孕成功機率。

備孕從來不是女性一個人的事，受孕成功一個重要影響因素是要保持心情舒暢和家庭氛圍和諧。尤其是在助孕過程中，女性的情緒起伏較大，如果這一時期得不到先生的理解，心情可想而知。

所以，我希望能創造一個環境，讓這趟試管嬰兒之旅不再是一個人的旅行，而是一個家庭共同的記憶。這不僅是一種人文關懷，更是助孕成功率的保障。

即使男性不能在這一過程中全程陪同，也應盡力做好以下幾個方面：

1・配合

每個成功男人的背後，都有一個偉大的女性。同樣，在每個試管嬰兒成功的女性背後，也會有一個默默付出的男人。這種付出不僅是金錢和時間上的付出，還需要一種自律精神。

然而，現實中仍有不少男性沒有對此提起重視，甚至還

認為，反正可以用高科技挑選，即使熬夜、抽菸喝酒，也沒什麼大不了的。

曾經有位做試管嬰兒的夫婦，男性在試管嬰兒技術實施前做精液檢查，結果顯示精子品質很好，然而因為不良的生活習慣，他沒有配合女性做相應的身體調養，等真正需要配合取精的時候，精子品質一落千丈，最終前功盡棄。

即使有些事情幫不上忙，盡量讓自己不做「豬」隊友，是每個試管爸爸的必備素質。

2. 陪伴

在助孕過程中，女性是生理上的主體，但在心理上卻更容易焦慮、緊張，此時，男性應該成為心理上的主體，學會安撫女性，多和她進行交流，注意觀察她的身體狀態，關注各種指標的發展進度等，男性的任何一點細心，都可以為女性提供無限動力。

選擇試管嬰兒技術助孕，絕不是男女雙方各提供一個精子、一個卵子那麼簡單，而是夫妻雙方在經過慎重考慮之後，共同做出的關於未來的決定。丈夫積極參與試管過程，不僅能體會到妻子的辛苦，也是一個讓夫妻雙方互相了解增進感情的過程。

不管當初是哪一方的問題，都已經不再重要，更不能以

第三站 別急,時間都會給你

此來互相指責,將精力內耗。重要的是,當你們作為一個家族的命運共同體,決定走上這段旅途的那一刻起,就注定要互相依靠,彼此支撐,即使走過幽暗的山谷,也能一起迎來日出的曙光。

這是夫妻雙方共同參與的一場戰鬥,任何一方的缺失,都會讓這一過程毫無意義。

Day21　細節定成敗

【說到底，試管嬰兒技術的流程其實並不複雜，但為何醫院與醫院之間，人與人之間的結果卻有那樣懸殊的差別？

一句話，細節決定成敗，這是千古不變的真理，即使是一些不起眼的細節，也可能會對結果產生關鍵性的影響。】

不管是自然受孕，還是人工生殖，都是一個講究機率的事件。

在做試管嬰兒之前，所有準父母要明白一點：我們所做的全部努力，都是在增加懷孕的機率。即使現在人工生殖技術越來越先進，成功率也在不斷提升，但仍然無法保證100%的懷孕率。

但是，並不是得聽天由命。有句話說，細節決定成敗，因為將事情做到極致，讓偶然成為必然。同樣，當我們在試管嬰兒過程中，面對許多難以預知、無法控制的因素時，我們能做的還有很多。

細節一：戒菸戒酒。

這句話雖然是老生常談，但總是有人把這句話當成耳旁風。菸酒對生育的影響到底有多大呢？我舉個例子，在幫一

第三站　別急，時間都會給你

對夫婦助孕的過程中，發現他們的胚胎總是出現各種問題，不是發育不好、形態不好，就是碎片太多。透過與他們的溝通，發現先生有抽菸喝酒的習慣，有時一天能抽一包菸，備孕期間也沒有停。

在向他們說明戒菸的重要性後，先生戒菸戒酒三個月，等再次取精與卵子結合時，胚胎的狀態有極大的改善，一次就順利著床。

菸酒的危害性在此不必多說，不管是男性還是女性，都不要有僥倖心理，這既是對自己負責，也是對下一代負責。

細節二：謹遵醫囑。

每次醫生在檢查、拿藥之後，都會開出一張醫囑單，上面詳細寫了用藥詳情、禁忌事項、覆診時間等，然而，不管醫生寫的多麼詳細，總會有些不聽話的人，不按醫囑辦事，或拿著單子四處跟人比較，甚至自己竄改用藥劑量，這是絕對不允許的，是沒有常識而且非常危險的行為！

每個人的具體情況不同，用藥方案也不同。在使用藥物之前應該詳細閱讀說明書，如果有疑問，應立即去醫生那裡諮詢確認。按時覆診，過於提前或延後都會影響醫生對病情的正確判斷。

另外,在試管嬰兒期間,任何藥物的使用都要在醫生的指示下服用,不能自己想當然。

細節三:與醫生建立信任關係。

關於信任,包含兩個方面。第一種是多疑心理。有些人在這家醫院檢查之後,又在別家醫院做檢查,不僅打亂醫生的治療計畫,也把自己搞得疲憊不堪,這種焦慮狀態反而對受孕不利。第二種是怕造成醫生的麻煩,有問題不敢問,不好意思問,這其實也是一種信任缺失。

對於醫生來說,與患者的充分溝通是工作的一部分,如果患者能在遇到問題的第一時間,尋求他們的幫助,醫生內心也會倍感欣慰。

細節四:避免高溫影響。

雖然試管胚胎不會受外界溫度直接影響,但高溫會危害男性睪丸造精作用,導致精子密度和品質降低,造成男性精子活力下降。因此,在試管嬰兒期間,不論男女,都盡量不要去洗三溫暖或洗很燙的熱水澡。

第三站 別急,時間都會給你

細節五:術前各個階段注意事項。

1. 誘導排卵階段

注意事項:保持心態平和、作息規律,不熬夜,均衡飲食,適量補充營養。避免感冒、發熱,避免接觸有毒、有害物質,不能劇烈運動、期間最好不要行房;最重要的是按照醫囑吃藥、打針、覆診等。

2. 破卵針階段

注意事項:嚴格按照醫生安排時間注射破卵針,如果錯過時間,盡快與主管醫生聯繫,採取補救措施;打破卵針前、後應避免性生活,避免劇烈活動,尤其是用腹壓的動作,以防止卵泡破裂;醫生可能會視卵泡發育情況用藥,請遵醫囑。

3. 取卵階段

注意事項:

①取卵前

取卵前,應該嚴格遵照護士的指示在適宜的時間去排尿液,如果尿液沒有排乾淨或者未按護士指示的時間去排尿液,可能導致膀胱脹大,影響卵巢的位置,從而影響取卵醫生的進針角度。

Day21　細節定成敗

另外，取卵前還應注意以下細節：取卵前避免劇烈運動及性行為，翻身、轉身動作要慢。手術前一天22點禁食，當日0點禁水。手術當天早上簡單盥洗便可，不能化妝、塗指甲、抹香水，不要佩戴金銀首飾，以便監測生命徵象。

②取卵後

取卵手術後，不要從事重體力勞動，勿提重物，切勿劇烈運動，不泡澡、不游泳。養成健康的生活習慣，要做到多休息，不熬夜，保證睡眠品質，一個月內不要行房。

除此以外，對於取卵數>15個的患者，飲食適合以清淡為主，每天可以至少吃四顆蛋，喝至少3,000ml的椰子水或運動飲料。為了避免在取卵一週後出現腹水的風險，一定要密切觀察，如果感覺身體不適，及時就醫。

4. 植入階段

注意事項：

①植入前憋尿

當膀胱裡的尿液漲滿時，子宮可在超音波下清晰顯影，方便植入管順利進入子宮。如果膀胱裡尿液不多甚至無尿，會使子宮顯影欠佳，從而影響植入。

一般來說，可以在胚胎植入前一個小時開始喝水，少量多次喝水，約飲700ml，喝完水後稍加走動，有助於膀胱漲

第三站　別急，時間都會給你

滿，憋尿程度適當即可，不可過度，有尿意即可。

②植入後由於臥床休息運動量減少，會出現食慾下降，消化不良等情況，可盡量選擇容易消化的食物，多吃富含高纖維的蔬菜、水果，少食用辛辣食物，防止便祕。

③植入前和植入過程中適當調節心理壓力。心理狀態對試管嬰兒成功率影響是極大的，當植入階段準媽媽的心理壓力大時，可使女性神經緊張，從而影響體內的內分泌狀況，血管長期處於收縮狀態，影響子宮、卵巢區域性的血流，且神經緊張會使體內一些神經介質釋放出現異常，造成子宮、輸卵管肌肉收縮紊亂，胚胎不能正常著床，導致胚胎植入失敗。因此在試管胚胎植入過程中，準媽媽應該保持心理平衡，樂觀豁達，不要緊張，放鬆身心，積極面對，才能增加試管胚胎植入的成功率。

在「試管寶寶」孕育的過程中，可能有人會覺得這些事情太煩瑣，非常容易被遺忘，甚至不值一提。但除了大的流程安排，這些細枝末節的小事，讓我們一點一點地更加接近成功。

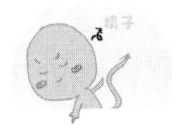

Tips：取精階段注意事項

1. 男性取精和女性取卵應在同一天進行，如果需要凍精請提前和主治醫生溝通；
2. 男性遵醫囑提前排精一次，有取精困難者請告知醫生；
3. 取精當日最好提前清洗外陰，採用手淫法留取精液，要留取全部精液；取精時注意手指等物品不要碰到取精杯內壁和杯蓋內側，也不要汙損取精杯外的患者姓名等標記內容；
4. 取精完畢後將取精杯交給專門負責的人員，如有特殊情況應及時告知工作人員。

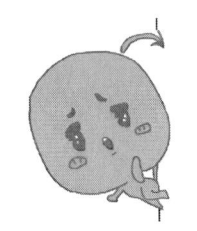

第三站　別急，時間都會給你

Day22　溝通自然能量

【自然，是靈性的母親。我們生於斯，長於斯，感天地之力量，天地也會回饋給我們心靈的滋養。

千百年來，天地萬物，遵循自然生命規律，在這片大地上繁衍生息，唯有人類漸漸失聯。只有修復與自然的溝通管道，才能讓身心暢享自由。】

每次從海南回到家鄉，我都會明顯感覺到一種身心的不適。

雖然家鄉的霧霾天數已較之前少了許多，但與海南無處不在的蒼翠相比，這裡嘈雜的人群和擁擠的建築物，總讓人沒來由地陷入煩悶。

一般人都會受到環境的影響，更何況是敏感的孕婦和毫無防備能力的孩子呢？

如今，世界各地的不孕症率都在上升，空氣汙染就是其中一個主要因素。但許多人不知道的，自然環境對於試管嬰兒成功率的影響也不容小覷。

例如，近幾年泰國試管嬰兒產業非常熱門，只要是稍微對試管技術有所了解的人，都知道過泰國的試管嬰兒成功率高，他們究竟有什麼祕密武器？

Day22 溝通自然能量

除了政策和技術上的優勢之外，泰國作為知名旅遊勝地，自然環境得天獨厚。眾所周知，在試管週期中，培養胚胎是非常重要的核心步驟，而自然環境在這個步驟中也至關重要，環境好壞會直接影響到培育胚胎的成功率。

這裡所說的環境包含兩層含義，一個是子宮環境；一個是實驗室環境。

首先，來看自然環境對母體的影響。

美國理查醫師曾做過這樣一個實驗，他從國家環境保護局取得各地區的環境汙染及空氣品質數據，比對七千多位正在做試管嬰兒助孕療程的患者，來證實空氣汙染對試管嬰兒活產率的影響。

結果發現，當居住地附近二氧化氮（NO_2）濃度過高時，會降低試管嬰兒治療成功率及胎兒活產率。由於胚胎更多的時間是在母體內，一旦母體吸入過多的有害物質，就會影響胚胎的著床及發育。

其次，試管嬰兒的成功關鍵在於培養胚胎。實驗室的空氣品質對於胚胎的培育也有決定性作用。

美國紐奧良生育研究所、路易斯安那州立大學曾經做過一個實驗，透過改善環境空氣品質的指標，與之前的實驗室進行對比，確定胚胎品質和妊娠成功率是否隨著 IVF 實驗

第三站 別急，時間都會給你

室的環境改善而增加。

在實驗開始之前，他們選擇了一批年齡小於 35 歲，首次進行第三代試管嬰兒技術治療的助孕族群，對他們的授精率、可轉移胚胎數和臨床懷孕率進行比較。

參加實驗的兩個地點，一個是原來的舊實驗室，新鮮空氣交換較少；一個是新實驗室，透過增加新鮮空氣交換次數和整個空氣正壓力、避免使用釋放揮發性有機化合物（VOC）的裝修材料、增加外部空氣的化學和微粒過濾等方式，使實驗室內的空氣得到明顯改善。

透過三個時間段內的數據比較，結果顯示：實驗室改進後，胚胎植入率和臨床懷孕率顯著較高。也就是說，實驗室環境空氣品質可能會在關鍵時刻影響配子和胚胎品質。

如今，隨著試管嬰兒技術的逐步成熟。各大生殖中心的累計活產率卻有著很大的差別。之所以會出現如此大的數據差異，除了技術、設備和經驗上的區別之外，還有一個重要原因，就是受到生殖中心周圍的環境，特別是空氣品質的影響。

越來越多的證據都表明，在空氣品質差的實驗室裡，卵子的體外授精、胚胎發育會受到嚴重影響。在不良環境下培養出來的胚胎，植入後的懷孕率和著床率也會大大降低，這主要是由於空氣中一些非病原性汙染物和化學物質，影響卵

Day22 溝通自然能量

子的成熟、授精和胚胎發育的結果。

而生殖中心周圍空氣汙染,特別是二氧化硫(SO_2)和臭氧(O_3)的高含量,會明顯降低該生殖中心的臨床懷孕率(降低34%～36%)和活產出生率(降低31%～37%)。

因此,為了確保實驗室和培養箱內有更清潔的空氣,各大生殖中心也都使盡渾身解數,將實驗室建在遠離市區的郊外,把整個實驗室處於一個密封的空間,空氣只能從有高效過濾器的通道進入實驗室。也有實驗室為了使氣瓶內的氣體更加純淨,在氣體進入培養箱前,再加入空氣過濾器,並在培養箱內放置空氣過濾裝置。這些方法確實在一定程度上提高成功的機率,但胚胎不能只留在實驗室,如何為準父母們也提供一個高品質的孕育環境呢?

為此,經過在許多城市進行空氣品質及環境的檢測,毫無疑問,海南的各項環境指標最為理想。第一次去海南考察前,我長期失眠,結果到海南的當天晚上,一躺到枕頭上就睡著了,醒來時腦子裡出現的第一句話就是:確定了,就是這裡。

遠離節奏快速的生活環境,讓孕育回歸自然,有時,當感到能量枯竭的時候,正是因為我們關閉與自然交流的通道,給生命一個通道,才能讓奇蹟暢通無阻。

第三站 別急,時間都會給你

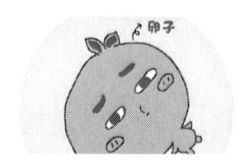

Tips:
盤點常見的對卵子有害的空氣汙染物質

①小的無機顆粒,如一氧化氮、二氧化硫、一氧化碳等。

②來自建築材料的物質,如地板黏合劑的醛類、苯類和酚類等。

③其他來自殺蟲劑、清潔劑裡的一些化學物質等,這些都是影響卵子和胚胎的致命物質。

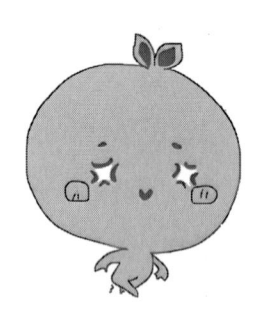

④VOC:包括甲烷、乙烷、丙烷、異丁烷、丁烷、異戊烷、異丁烯、乙炔等。大量的VOC由工廠、清潔劑、汽車廢氣、加熱取暖裝置所產生。實驗室內的電器,如顯微鏡、電腦和電視機的螢幕以及家具也會產生及釋放少量的VOC。

VOC透過空氣可以進入培養液,然後進入細胞,直接影響細胞的生理功能,抑制細胞分裂,導致染色異常等。

Day23　最好的安排

【命運有時是個很神奇的事情，人生的哪個階段該出現怎樣的人和事，命中該有哪些故事，都不在人的既定劇本之內。

需要我們耐得住性子，守得住初心去等待，才能在一切發生之後知曉：原來，一切都是最好的安排。】

經常有猶豫做不做試管的準父母，從各種管道向我諮詢：「做試管嬰兒難嗎？」

說實話，這個問題很難回答。從技術上來說，不難，現在醫院流程也越來越簡單和人性化。但為什麼許多人卻說堅持不下去呢？難的就是心裡的關卡。

曾經有一個 25 歲的試管媽媽，結婚兩年多沒有懷孕，去醫院檢查才被醫生告知，她的兩側輸卵管阻塞，即使做腹腔鏡手術後還是沒有疏通，醫生建議她做試管嬰兒。

即使知道自己懷孕困難，但她從來沒有想過，當身邊的同齡人剛開始享受自己的人生時，她卻要走上試管媽媽的道路，命運的安排難道就是這樣不公平？

身體上的痛苦，可以有許多種技術幫忙解決，但心裡的壓力和恐懼卻沒有其他人可以分擔。因為聽說像她這種情況

第三站　別急，時間都會給你

第一次試管成功率不高，所以，在決定踏上試管嬰兒之路前，她最擔心的莫過於結果和時間對自己耐心和信心的不斷打擊。

她第一次跟我溝通的時候，說：「本來我真的打算放棄，因為失望過太多次。每次看到驗孕棒上的一條線，我都會感到全身冰涼。後來我一看到驗孕棒就會感到害怕。如果這次試管沒有一次成功，我再也承受不了。」

許多人之所以會產生放棄的想法，與這位年輕的媽媽一樣，都是害怕失敗，害怕等待一個未知的結果。在失敗的心理暗示下，每一天都是煎熬的。

我曾經聽過這樣一個故事：一個人被捆綁在一個黑暗的屋子裡面，然後告訴他說：他的動脈被割開，他聽到血液在滴滴答答地流著，心中充滿著恐懼和擔憂，最終死去了。等到警察發現他的時候，他身體完好無損，他的血管根本沒有被割開，他的死亡是因為對於死亡的擔憂所導致的。在他看來，血液流乾他一定會死亡，所以他將這種沒有發生的後果放在了當下。

從心理學上說，憂慮是一種擔心、不安和煩惱的心理狀態。這種心理狀態通常是因為一些沒有發生的事情，總是擔心會出現最壞的結果，所以導致心中不安。例如總是覺得「萬一再失敗了怎麼辦」、「萬一沒有成功，家裡會怎麼看我？」

Day23　最好的安排

心理學家透過大量的調查和分析，最終得出這樣的一個結論，人們所有的憂慮，有四成是因為沒有發生的事情，有三成是因為已經發生的事情，另外還有一成是因為一些自己無力改變的事情，只有二成的憂慮是來自於當前的事情。換句話說，人絕大多數的憂慮，都不是真實發生的，而只出現自己的頭腦中。

那些總是為未來而擔憂的人，為還沒有發生的事情而憂心忡忡，總是擔心會出現最壞的結果。不管他們做什麼事，都會充滿擔憂的心情。其實，憂慮也就是將未來可能出現的最壞的結果放在今天來承擔，而這些最壞的結果很可能不會發生。

情緒是我們對外界看法的心理表現，用什麼樣的眼光來看世界，也就能夠得到什麼樣的結論。所以說，那些負面情緒的由來，不是因為事件本身，更多的是因為我們自己內心中的負面心態。

1·放下壓力，放鬆精神

如果壓力讓你的精神高度緊張，可以試試讓繃緊的心弦放鬆一下，例如聽聽喜歡的音樂、繪畫、看爆笑電影、下廚等，將自己沉浸在喜歡的事物之中，可以讓自己的情緒穩定下來，遠離外界的干擾。

第三站　別急，時間都會給你

2. 走出去，擁抱自然

許多時候，你的緊張和壓力，都來自於固定的事件或環境。

當城市裡的擁擠和噪音讓你煩躁不安時，不如走出去，約上三五好友來一次旅遊，或者到喜歡的城市嚐嚐當地的美食，可以讓你將煩躁的人事暫時拋開，獲得心理上的放鬆。

3. 認知改變

同樣的一件事情，同樣的一個問題，如果從不同的出發點看，會有完全不一樣的結果，因此，當我們在感受到壓力和緊張的時候，不妨改變看問題的角度，改變能改變的，接受不能改變的，別鑽牛角尖。

4. 情緒分散法

心情不好或壓力大的時候，如果能夠找到合適的人來傾訴，壓抑的心情也能得到緩解。如果沒有合適的傾訴對象，還可以嘗試用日記的形式，將這段試管嬰兒經歷寫下來，有助於減輕焦慮症狀，獲得情感上的共鳴和心理歸屬感。

黑夜無論怎樣悠長，白晝總會到來。任何時候，都不要放棄希望。

這是我在困境中，一直保持的信仰，我也想把這句話，送給所有即將或正在經歷試管嬰兒之旅的同路人們。

> Day23 最好的安排

當你猶豫不決,甚至想要放棄的時候,別忘了,在這趟旅行的目的地,會有一位很愛很愛你的寶寶,在等你接他／她回家……

第三站　別急，時間都會給你

第四站
别慌,你的人生你做主

第四站　別慌，你的人生你做主

Day24　怎樣的基因組合才是最優解？

【有人說，婚姻是女性的第二次投胎。但我認為，懷孕、生子對一個人生命的改變，才是決定性的，不論男女都是如此。

因為一個生命的誕生，改變了你的命運軌道，從此，他／她的未來，他／她生命的每一刻，都將與你緊緊相連，至死不渝。】

曾經聽過這樣一句雞湯:「當你失意的時候，不要沮喪，要想想自己曾經是億萬精子中最快最強的一顆。」

雖然很熱血，很勵志，但也很遺憾，從科學的角度來說，這句話並不正確。最後成功與卵子結合的那顆幸運兒，不一定是最快的，也不一定是最強壯的，相反，在它到達卵子之前，有無數「佼佼者」已經遙遙領先。

然而，由於卵子的外面有細胞質和透明帶作為保護層，就像一個厚厚的盔甲，將卵子保護得嚴嚴實實，無法輕易入內。

精子要想進入卵子與其結合，須接觸卵子外部的保護層，

Day24　怎樣的基因組合才是最優解？

透過釋放頂體酵素來溶解細胞質和透明帶。在這個過程中，遊得最快，最早到達的精子最先犧牲，只有一個幸運兒不早不晚，在通道剛剛打開的時候到來，才能幸運地與卵子結合。

也就是說，在這場生存競賽中，比賽的標準並不是優勝劣汰，而是帶有很大的隨機性。即使是一個不那麼強壯，甚至帶有遺傳缺陷的精子，也有可能使卵子授精，最終發育成胚胎。

許多父母在孩子出生之後，都會比較在意孩子的五官，看孩子有沒有把好的基因遺傳下去，我還曾經聽到過一位母親，看著孩子遺憾地說：「寶寶的鼻子長得好看，可惜眼睛像爸爸太小了，要是像我就完美了。」

每位父母都希望自己的孩子，能將雙方最優秀的基因傳承下去。然而，在這場由自然選擇的淘汰賽中，結果不以人的自由意志為轉移，五官的好看與否，尚且可以成為一個甜蜜的煩惱，但下一代的健康問題，卻無法不讓人擔心。

基因組合，如何才能找到最優解？

即使現在有多種手段可以透過產檢提高優生學的機率，但最後出生的孩子還是可能會帶有父母的遺傳疾病基因，為以後的健康埋下隱患。

為了彌補這個自然選擇的弊端，第三代試管嬰兒技術應運而生，其中的 PGD／PGS 是核心的技術。透過這種技

第四站　別慌，你的人生你做主

術，可以對胚胎進行檢測、優選，那些帶有遺傳疾病的胚胎會被挑選出來，經過人工篩選的過程，可以排除絕大多數基因遺傳疾病，試管嬰兒患有遺傳病的機率也會大大下降。

但是，還是有不少人對這項技術持有懷疑態度，認為這樣人工干涉的受孕方式，會破壞自然規律，這樣的「傲慢與偏見」，讓許多有需求的父母，不敢輕易嘗試，連帶試管嬰兒助孕技術都要被人懷疑。

面對這種質疑，時間是最好的證明方式。

1978 年出生的世界上首例試管嬰兒露薏絲・布朗，如今已經為人妻人母。1988 年出生的中國首名試管嬰兒，也已經有了自己的下一代。根據多年的跟蹤調查，人們非但沒有發現試管嬰兒有什麼特殊的健康、壽命問題，反而試管嬰兒在智力、情商發育上，較正常嬰兒具有一定優勢，正是遴選帶來的「優生學」。

從人類誕生的那一刻起，我們了解自然、走向宇宙，人類的進化，也從適者生存、不適者淘汰的自然規律中逐漸脫離，開始將命運掌握在自己手中。

從自然孕育慢慢過渡到自然孕育與試管嬰兒（人工干涉）共存，這是科技發展給我們帶來的好處，更需要用一顆平常心去看待，才能享受科技發展帶來的便利和幸福。

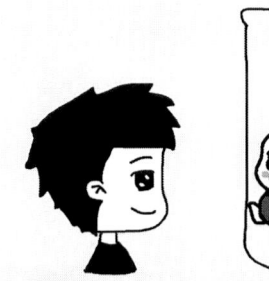

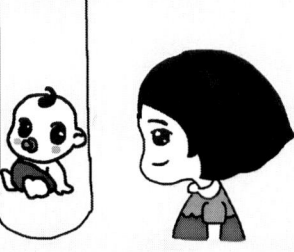

Day24 怎樣的基因組合才是最優解？

Tips：什麼是基因編輯嬰兒？
與第三代試管嬰兒有何不同？

基因編輯技術，指對人類的目標基因進行編輯的技術，透過對特定 DNA 片段的剪下、貼上等，使細胞增加原本不具備的功能，或失去原有的能力。

這一技術可以透過改變 DNA 結構，進而改變五官外貌、身高體態、智力水準、健康狀況等，並且具有遺傳性，一經改變，那麼後代也會隨之而變。

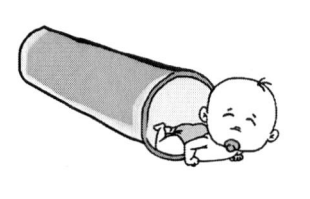

雖然基因編輯技術在科學研究上有了很大突破，但從法律及倫理學角度而言，仍存在很大爭議，目前全球均禁止使用此技術作用於人體試驗。

第四站　別慌，你的人生你做主

而第三代試管嬰兒只是規避新生兒的患病風險，不對DNA和染色體基因進行干涉。

也就是說，新生兒的外貌形態、大腦發育、智力水準等發展情況，依舊靠家族遺傳和後天發展，沒有透過人為因素進行改變。

Day25　後悔藥

【在合適的年齡，碰見合適的人，然後順其自然的結婚、生子。這個願望看似簡單，卻需要許多運氣的加持。

在人生的任何一個時間可以遇見愛情，卻沒法保證能在最佳生育階段，遇見那個最合適的人。】

生還是不生？

雖然現在不想要，但以後想生時怎麼辦？

隨著年齡的增長，每個人的心中都開始有一個時鐘在滴答作響。面對這一影響人生走向的重大問題，一方面是最佳生育期的不可逆轉，另一方面是種種不可為的現實問題，為了給自己的選擇多一個轉圜的餘地，越來越多的人開始走向生殖中心，給自己準備一顆「後悔藥」。

雖然這個說法聽起來有點玄，但其實離我們並不遙遠，可能你也曾從各種網路、媒體中聽過它的消息。對於女性而言，這顆後悔藥的名稱叫做「凍卵」。

卵子冷凍，也被稱為「成熟卵母細胞冷凍儲存」，是一種用於保護女性生殖潛力的方法。這一技術是怎麼實現的呢？簡單來說，就是將當下卵巢裡的卵子提取出來，選擇發

第四站　別慌，你的人生你做主

育成熟的健康卵子，在 -196°C的液氮中，進行冷凍和儲存。

目前凍卵的方法有兩種：一種是慢速冷凍法，即把卵子放在脫水的溶液中，讓它慢慢冷凍起來，最後將卵子封存在超冷的液氮中。另一種是玻璃化冷凍法，即把卵子放進高濃度滲透液中，然後馬上存到 -196°C的液氮中。該方法的冷凍速度比慢速冷凍法快了兩萬倍，可防止卵子中的水分結成冰晶。

運用這種技術，可以讓卵子內部的所有新陳代謝和分子運動都處於停止狀態。等以後在合適的時間，需要用凍卵懷孕時，再將冷凍的卵子解凍，透過體外授精的方式形成授精卵，進而形成胚胎後再植入子宮，完成受孕。

這樣做的意義，就是讓暫時沒有生育打算，但希望以後能成為母親的女性，可以有計畫的儲存自己年輕健康時發育潛能強的卵子，保住最佳時期的生育力，不至於以後追悔莫及。

那麼，如果說凍卵是女性的「後悔藥」，那男性有沒有「後悔藥」呢？

這個答案是肯定的，對於男性來說，生育力保存的主要手段包括冷凍精子和睪丸組織，目前應用最多、技術最成熟的是精子冷凍。

Day25 後悔藥

雖然我們在生活中對「凍精」的了解，不如「凍卵」那樣普遍，但從技術上來說，凍精比凍卵要簡單許多，目前凍精技術的成熟度也已經超過了凍卵。

究其原因，一方面是因為卵子的內部結構增加了冷凍的困難。另一方面是因為成熟卵子的數量相對較少，而男性一次排精就能獲得成千上萬的精子，即使在復甦的過程中，會有部分發育障礙或畸形的精子被淘汰掉，但只要有幾顆優質的精子，就足以完成體外授精，實現生育目的。

對於未婚或已婚未育的男性，如果罹患腫瘤或重大疾病，必須接受手術、放療、化療等有可能影響未來生育力的臨床治療，精子冷凍是最有效且最合適的選擇。

除此以外，還有一種比凍卵、凍精都更為穩妥的儲存生育力的方法，就是「凍胚」。

顧名思義，凍胚就是指在誘導排卵後取卵，將精、卵配成胚胎，將胚胎進行冷凍儲存，等到想要生育的時候，可以隨時解凍這些胚胎並進行植入。

不管是凍精、凍卵還是凍胚，都是為了最終成功懷孕。

凍卵、凍精和凍胚的最大區別在於冷凍形態不同，前者形態為卵子、精子，而凍胚的冷凍形態為早期胚胎。

生命之所以脆弱，是因為無法提前預知命運的走向，也

第四站　別慌，你的人生你做主

無法阻止意外的發生；而意外之所以意外，就在於在它發生之前，我們都認為它不會發生。唯一能做的是為自己保留一份選擇的權利，為未來保留一份可以回頭的希望，而不是陷入對「如果……」的想像中，追悔莫及。

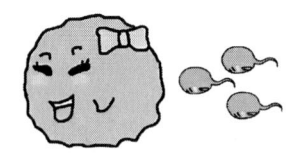

Tips：流程 123

凍卵流程

第一步：術前檢查評估

冷凍卵子前，須先檢查卵巢功能基礎性腺荷爾蒙和基礎卵泡數量值。主要透過抽血及月經週期系統性檢查判斷卵巢功能。

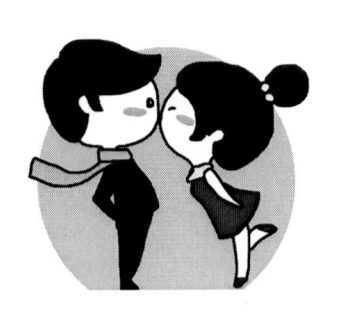

第二步：凍卵療程

1. 女性月經期間第 2～3 天開始打排卵針，平均需要打 8 天到 12 天。
2. 在誘導排卵期間需定期監測，遵醫囑回診 2～3 次，以評估身體對誘導排卵藥物的反應。
3. 打破卵針。卵泡 1.8～2cm 成熟時，打破卵針。
4. 取卵。取卵當天空腹，打破卵針後，36 小時內進行取卵手術。
5. 結束。取卵結束後，可在休息區休息 30～60 分鐘，聽取注意事項後即可離開。

6. 凍卵。取出後的卵子，會被儲存在 -196℃ 的液態氮桶內，等待在未來的某一天與你相見。

凍精流程

第一步：透過自主取精或者睪丸穿刺手術將精液取出。

第二步：把精液和冷凍液進行混合，透過液氮蒸汽讓精液處於一個寒冷的狀態，之後在超低溫的情況下儲存起來，供日後人工生殖使用。

注意：

每顆卵子的成功受孕機率，隨年齡遞增成功率逐漸遞減，必要時可依醫生的建議進行多次取卵。

Day26　孩子的事，你決定

【在這個世界上，沒有什麼東西是一成不變的，包括如何看待自己，如何看待生活，也會隨著年齡、閱歷的增加而發生變化。

也許年輕時的工作狂，會有一天願意回歸家庭；也許年輕時堅定的頂客族，有一天也會對孩子有所渴望。我們無法阻止這種改變的來臨，但希望有一天，當這個時刻到來的時候，你可以有所準備。】

提起凍卵，許多人對這個詞的初步印象，來自幾年前某位女演員的一次現身說法。她在一次採訪時公開表示，自己在 39 歲那年在美國凍了 9 顆卵子。不過，自己這樣做的目的不是多想生孩子，而是為了保證自己在生育權上擁有較大的選擇餘地。

但當別人問起她的生育計畫時，她仍然搖了搖頭說：「目前沒有人比我更堅定地不想要孩子，可是人的想法是一直在變的。25 歲時怎麼想，到 30 歲時不一樣，到 35 歲又不一樣。任何事情你都後悔不了，但這個（冷凍卵子）是你提前可以準備好的。」她當時唯一後悔的是，「凍得有點晚了。」

當生育期碰到事業期，可以不用忍受生育焦慮的折磨，

第四站　別慌，你的人生你做主

比較從容地安排自己的人生，這固然是一件好事。但許多事聽起來簡單，真要實際去做，還會有許多實際的問題擺在眼前，例如：什麼時候去凍？

雖然從理論上來說，20 歲凍的卵肯定比 40 歲凍的要好。但凍早了，可能根本就用不上，凍晚了，卵子的數量和品質又會受到影響，自己究竟適不適合凍卵，有沒有必要凍卵，什麼時候去凍卵，需要根據自己的實際情況綜合考慮，也可以根據下面的幾個數值來自己做出判斷。

參考數值 1：抗穆勒氏管荷爾蒙（AMH）

要想知道自己的卵子庫存量還有多少，可以透過 AMH 的數值快速地評估卵巢儲備功能，從而得知女性的生殖能力，為下一步的診斷及治療提供依據。

眾所周知，卵巢功能的好壞，是影響自然懷孕和試管嬰兒成功的重要因素。血液中 AMH 不會隨著月經週期發生變動，但 AMH 會隨著年齡的增加、卵巢功能衰退而下降。

建議 30 歲後的女性，應該每年定期檢查 AMH，了解自己卵巢狀態和庫存量，當卵巢內卵子的品質和數量降低或減少時，就代表你的卵巢正朝著老化的方向前進，生殖力正在快速衰退，需要早做打算。

參考數值 2：卵巢濾泡刺激素（FSH）

女性趨於停經時，FSH 會大量增加。FSH 作為指標誤差較大，需評估 2～3 週期才具參考性，FSH 大於 8 是初步衰退訊號，超過 10 為中等程度衰退，12 以上則表示嚴重衰退，衰退過程中常出現波動現象，時高時低，心情也常隨之起伏。評估卵巢功能時 AMH 會比 FSH 更具參考價值。

參考數值 3：年齡

一般女性在 25～30 歲之間的卵子品質是比較高的。然而，隨著年齡增加，卵子的品質也會每況愈下，染色體異常率逐漸上升。30 歲卵子異常率大約 25%，35 歲卵子異常率增加到 35%，隨後呈現斷崖式下跌，40 歲卵子異常率可高達 50%。如果卵子品質欠佳，卵子解凍之後的存活率也會影響到後續懷孕率、活產率。

因此，建議有意願的女性最好在 30 歲前去凍卵，保留住自己的優質卵子，後續當媽媽的機率才會更高。

參考數值 4：卵泡數（AFC）

可在經期 1～3 天利用超音波測量兩側小卵泡數目，總數小於 5 顆以下，則代表卵巢庫存量已經不多了，在臨床上可以與 AMH 一起做為評估指標。

當 AMH<1.1 或 FSH>10 或 AFC ≦ 5 且超過 35 歲時，

第四站　別慌，你的人生你做主

則代表卵巢功能開始衰退，卵子庫存量少且品質不穩，經期會出現經血量逐漸減少，經期間隔縮短的情況，就需要警惕了。

解決需不需要凍卵的問題，接下來需要決定的就是：該凍幾顆卵呢？

綜合國外文獻以及臨床試管嬰兒懷孕率，平均生一胎需要凍存的卵子顆數，根據女性年齡不同也有很大差異。為保證卵子解凍後，形成胚胎、植入後成功懷孕，年紀越大需凍存卵子越多，一般 30～36 歲需要 15～20 顆；37～39 歲需要 20～30 顆；40 歲以上需要 30 顆以上，才能有個基本保證，但也無法斷言就一定足夠。

同樣，取卵的多少也會受到年齡的影響。一般來說，越年輕，一次能取的卵子數越多，一般誘導排卵 1～2 次即可，有些人甚至一次就可以取 20～30 顆；但到了 39 歲，誘導排卵可能就需要進行 5～6 次，而且一次只能取 3～5 顆卵子，具體的取卵個數，需要結合實際的身體狀況，聽從醫生的建議。

站在生育的十字路口上，許多人都保持著一個存疑觀望的態度，遲遲沒有做出行動。但留給我們觀望的時間卻在一直流逝，不管是採取哪種生育力保存的方法，都是雪中送炭。但如果等到年齡過了最佳冷凍時間，再多的努力也無法

Day26 孩子的事，你決定

做到「錦上添花」，學會為自己的身體負責，才能在未來獲得成長的餽贈。

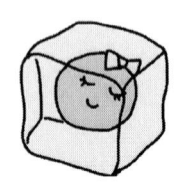

Tips：凍卵 or 凍胚？

適合凍卵族群：

1. 年齡小於 35 歲但是因各種考慮 35 歲以後才生育的女性。
2. 因染色體、自身免疫疾病、感染、腫瘤等因素導致卵巢早衰的女性。
3. 因腫瘤進行全身較大劑量放化療前，或者嚴重的、復發的卵巢囊腫進行多次外科治療導致卵巢破壞的女性。
4. 應用其他冷凍方法無效的少年患者。
5. 有性傳染病者。性傳染病患者大多有盆腔炎，破壞女性輸卵管功能，使卵子活力大為降低。

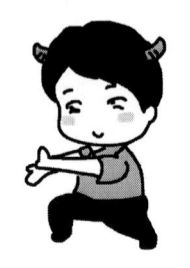

適合凍胚族群：

1. 暫無生育計畫的年輕夫妻：如果是暫時沒有生育計畫的年輕夫妻，可以先進行冷凍胚胎，待到想要生育時直接解凍植入。

2. 有二胎生育計畫的夫妻：在第一次試管嬰兒週期後，還剩餘健康優質胚胎，可以進行冷凍儲存，等有二胎計畫時進行解凍植入。

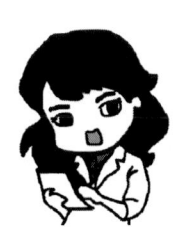

小結：

對於女性來說，雖然凍胚和凍卵可視為生育能力的保存，但對於已婚女性來說，選擇凍胚或凍卵都是可行的，但凍胚的成功率要高於凍卵的成功率，所以最好的選擇是凍胚；而對於未婚並且暫時沒有生育計畫的女性，凍卵將是唯一的選擇。

第四站　別慌，你的人生你做主

Day27　逃離既定的人生

【「你的夢想是什麼？」

「我的夢想，是過獨立、自由、溫暖的人生，不是沒有未來的人生。」】

「你自己能生，為什麼要花錢去做試管？」

「你為什麼去凍卵／凍精？正常結婚，早點生孩子不是挺好嗎？」

對於生活的種種選擇，人們都有一種從眾心理，一旦偏離了常規的路線，難免會引來種種異樣的眼光——你做的事跟別人不一樣，那就是你不正常。

在一種正常的人生設定中，人應該好好讀書，考個好大學，然後在家人的期許下工作、結婚、生子，按照傳統的生活軌跡和方式去過安全的一生。

能擁有一個這樣正常的人生確實不錯，但是，這只是眾多人生選擇中的一種，而不是標準答案。

在醫院的專家診室裡，各種人生故事每天都在上演：

有的人年輕的時候不想要孩子，想趁著年輕先立業再成家，後來夢想實現後，什麼都有了，孩子卻懷不上了；

Day27 逃離既定的人生

有的人天生攜帶家族的遺傳病，本來已經對孩子死心了，但透過胚胎植入前遺傳學診斷技術，成功懷了健康的寶寶，生活開啟新的可能；

有的人幾年前因為不孕症，在醫院透過試管懷了第一胎，現在孩子長大了，突然想起當初在醫院冷凍卵子，又順利懷了第二胎；

有的人身體一切正常，為了更好的胚胎品質和更好的生育體驗，也會選擇透過人工生殖醫療技術達到孕育的目的。

……

成年人的世界裡，從來不是非黑即白。

人生的精采之處，在於可以擁有更多不同的可能性；而人工生殖技術進步的最大益處，就是讓人們在追逐生命精采的同時，還能減少後顧之憂。

曾有一對三十多歲的夫妻，一起來醫院諮詢做冷凍胚胎的流程。自述有朋友知道後，對他們的行為非常不解，問：「你們如果想要小孩，為什麼不自己生？如果你們看開了，想做頂客族，又幹嘛要去凍胚胎？豈不是自相矛盾？」

對於周圍人的誤解，妻子說：「我們的想法其實很簡單，凍胚不代表我看不開，只是現階段備孕的話，會打亂所有的生活節奏。又怕以後想要懷孕的時候沒有能力要，所以想要

第四站　別慌，你的人生你做主

保留一份自己未來做母親的權利。有人說這樣做是自私，但我覺得，只有能為自己負責的人，才能為下一代負責。」說完，她又調侃說：「現代人買衣服、做髮型都要設計一下，為什麼不願意花時間規劃一下自己的人生呢？」

隨著現代文明社會的進步，人們在溫飽之餘，開始追求生命的意義，越來越多的人開始認真地思考：到底什麼是我想要的人生而不是大家覺得我應該過的人生？

決定我們成為什麼樣的人的，不是我們的能力，而是我們的選擇。

每個人選擇人工生殖或試管嬰兒技術的理由都各不相同，但不管出於什麼樣的原因，他們的目標都是一樣的，為了孩子，也為了自己，為了把選擇權掌握在自己手中。

孕育一個新的生命，幾乎是所有人生命中的重大議題，但生與不生，採取什麼樣的孕育方式，乃至什麼時候生，你有權利自己做出決定。

不過，沒有約束的自由是危險的自由，在我們為自己的人生揮灑創意的時候，也要搞清楚自由的邊界，知道自己能做什麼，不能做什麼，同樣是一件非常重要的事情。

Day27　逃離既定的人生

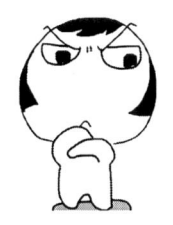

Tips：有哪些情況不能進行凍卵？
法律政策規定：

　　臺灣的成年女性可合法凍卵，卵子更可凍超過10年。 但目前人工生殖法規定，擁有合法婚姻關係的異性戀夫妻才能進行人工生殖輔助。未婚的女性亦不能於台灣使用解凍的卵子進行人工受孕或試管嬰兒療程，所以不少妻妻伴侶及單身女性都會選擇遠赴美國凍卵或將卵子運輸至美國，再進行借精試管療程以避免觸法。（資料來源：美國 RSMC 生殖醫學中心）

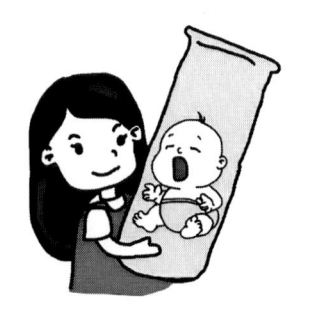

第四站　別慌，你的人生你做主

Day28　胚胎就是起點

【父母之愛子，則為之計深遠。雖然對於許多試管嬰兒的媽媽來說，距離成為一個真正的母親還有那麼一小段距離，但她們對孩子的愛卻一點也不會減少。

懷孕，生產，是母親孕育過程的終點，也是孩子生命的起點。如何為孩子提供一個有利的生存環境，是所有父母的心頭大事。】

每當有父母傾其所有為孩子報各種輔導班，提供各種優質資源的時候，總會說一句話：「不要讓孩子輸在起跑線上。」

在孩子的教育問題上，沒有哪個群體的勝負欲會超過亞洲父母。如果將孩子的成長看作是一場競賽，為了讓自己寶貝的實力更強，每個家庭都施展渾身解數——學區房、補習班、興趣愛好……生怕一步走錯，就將孩子的前程斷送在自己手裡，所以「步步為營」，一點也不敢馬虎。

然而，就算如此細心照料，剛剛邁出起跑線的孩子們，還是很快就拉開距離，有的孩子天生反應快、情商高、身體強壯，有的孩子卻體弱多病，發育遲緩，有的孩子德智體群美，樣樣表現出色；有的孩子卻連基本的科目都學不好，不

Day28　胚胎就是起點

是學習跟不上,就是理解能力不行。家長們在痛心疾首的同時,也在積極地尋找問題所在,難道是自己的養育方法出了問題?

如果將孩子比喻成一顆種子,有的種子飽滿結實,即使環境貧瘠,也能茁壯成長,有的種子天生不足,就算後天再精心培養,也難以長成參天大樹。許多父母期望孩子在這場人生的馬拉松中取得好成績,不想讓孩子輸在起跑線上,卻不知自己從一開始就找錯了方向,當孩子出生後再開始準備,其實已經晚了。

那麼,真正人生的起跑線在哪裡呢?

對於體外培養的胚胎而言,一個剛剛授精形成的新生命,他的第一次卵裂、他的品質內涵,才是人生的第一條起跑線。

老一輩人經常會說一句話:生死有命,富貴在天。把生命的一切無常歸結於虛無縹緲的命運,似乎無法讓人信服。這個世界上,真的有命運這回事兒嗎?

隨著生命科學的發展,尤其是當人們對基因科學深入了解之後發現,其實,每個人在出生時,都攜帶著一份自己的「命運說明書」,那就是我們的基因。

從理論上來說,基因(遺傳因子)是產生一條多肽鏈或

第四站　別慌，你的人生你做主

功能 RNA 所需的全部核苷酸序列。基因支持著生命的基本構造和效能，儲存著生命的種族、血型、孕育、生長、死亡等過程的全部資訊。

具體到一個人身上，許多生命資訊，從我們還是一個授精卵的時候，即以一定的序列固定下來了，不但可以經過複製遺傳給下一代，還可以使遺傳資訊得到表達，決定你的長相、身高、膚色、胖瘦等外部特徵，決定你的智商、性格、習慣、愛好，甚至將來會容易罹患何種疾病，凡此種種，這些可以決定一個人命運的關鍵因素，都已經寫在了我們的基因庫中，成為人生指令碼。

從某些方面來說，基因是生命的密碼，是生命的操縱者和調控者。

對此，可能有人會提出不同的看法：「誰說的？我們身邊有那麼多勵志的故事，都是人定勝天的典型，難道這些故事都是假的嗎？如果一切都是命中注定，那我們的努力還有什麼用呢？」

其實，基因決定指令碼與後天改變命運，並不是兩個完全矛盾的命題。因為基因決定的僅僅是人的指令碼，不是人的命運，無法否認，後天努力確實可以彌補一些先天的缺憾，但一個人所有的努力，都是為了達到基因的上限。

這句話聽起來好像有些難以理解，我們可以舉幾個簡單

的例子來進行說明。

例如一個人的身高，假如基因給你設定的數值是 180 公分，如果你挑食、不愛運動、營養不良，可能就長不到 180 公分，但不管你營養再豐富，再怎麼努力，你也不可能超過 180 公分。即使有的人因為一些藥物原因，身高突然增高，也不是因為基因改變，而可能是藥物促進基因的正常表達，達到本該有的身高標準。

再例如一個人的智商，在正常情況下基因是能自由呈現出智力水準的，但如果因種種原因在發育時受阻，例如從小脫離人類社會的狼孩，即使以後回歸人類社會，也不會有同齡人的智力，這不是因為他們基因不好，而是因為錯過發育的時間。同樣，現在的孩子從小接觸大量資訊，感覺比幾十年前的孩子聰明許多，也不是因為他們基因發生了變化，而是得到開發。

實際上，我們說人定勝天，不是說我們能改變那些命中注定的一切，而是要將所有上天給予我們的能力發揮到極致，如果將基因比作父母給孩子的一份禮物，當孩子在努力尋找時，你希望留給他的是一份精美大禮，還是一片貧瘠的荒漠呢？

掌握基因檢測的第一道關鍵，提高孩子努力的上限，是你可以幫孩子決定的第一個起跑線。

第四站　別慌，你的人生你做主

Day29　最美的時光

【面對生育焦慮，許多人會有一種「鴕鳥心態」。雖然看到問題，但是不敢去積極面對，尋求解決之道，而是掩耳盜鈴，視而不見，自欺欺人地採取迴避態度，明知這樣下去會錯失良機，也無法有勇氣去正視。

但是，問題並不會因為逃避和拖延而消失，反而會因為逐漸失去最佳的處理時機而一天比一天難辦，最終變得積重難返。】

掌握自己的命運，也不是一味地要與命運對抗。

我身邊有不少大齡未育女性，每次聊到生育話題，她們都會談到自己的焦慮，即使是身邊一些年輕女孩，還沒考慮到婚戀問題，就已經或多或少開始表現出焦慮的症狀。

剛開始的時候，我感覺有些不解，在我看來，現在女孩對生活擁有的選擇權已經比我當年廣泛，各種醫療手段也為生育提供了輔助，為什麼還會陷入這樣的煎熬呢？她們生育焦慮的根源到底是什麼？

首先，環境因素。

自然環境和生存環境的惡化，導致不孕症率大幅增加，生育意願受到生理因素、病理因素的影響。除了這種顯而易

Day29 最美的時光

見的原因,還有一種輿論環境。

許多年輕女孩之所以會恐婚恐育,來源於錯誤輿論對她們的錯誤引導。例如某些媒體對生育痛苦的誇張化宣傳、對試管嬰兒技術的妖魔化等,都會讓涉世未深的男女心生焦慮。

其次,社會因素。

根據數據調查顯示,年輕人初婚初育的年齡逐年增加,晚婚晚育現象日益明顯,從1990年到2015年,年輕人的平均初次生育年齡從24.1歲推遲至26.3歲,主要初次生育年齡從20～27歲推遲到22～29歲。此外,單身、頂客族、不孕症族群增多,也在削弱生育基礎。

雖然我從事的是人工生殖行業,但我並不認為生育是每個人的必然選擇,相反,我認為生育是自由的,是一種個人選擇,是人生的可能性之一。但顯然,許多年輕人的焦慮並不是選擇所帶來的。

所以,我打算換個話題,今天不聊孕育,來談談人生。

擁有人生的選擇權,是幸福人生的基本條件,但這種選擇應該是在充分了解所有選項的利弊之後,綜合自己的實際情況,來做出的成熟分析;而不是因為對某一個選項的過分恐懼,而選擇看上去簡單的那一個。

第四站　別慌，你的人生你做主

　　在我們堅定自己的選擇之前，一定要想清楚自己是因為什麼產生抗拒或害怕，同時，如果沒有考慮清楚自己即將承擔的所有壞情況，就盲目地隨波逐流，才是導致所有焦慮的根源。

　　當問題出現時，想清楚自己到底想要什麼，然後面對，不要逃避。

　　有些問題適合採取順其自然的態度，但是有些問題需要的是你積極地面對和承擔，它們並不會自動消失。面對後者，只有主動出擊才是最好的防禦，才會把損失降到最小。

　　如果你要趕路，而前面有一條必須跨越的河，你如何才能逃避呢？困難是逃避不了的，有些代價也是避免不掉的，不管你怎麼拖延，最後還得去面對和解決的。然而你卻要為自己的拖延付出更大的代價。

　　採取迴避的時間越長，我們需要支付的利息就更多。

　　重視問題，你就會開始解決問題，而一旦你開始解決問題，就會發現事情真的沒有想像中的那麼困難。不敢去正視困難的人，其實是諱疾忌醫的人，他們擔心行動的結果是危險的，會失去現在相對安全穩定的狀態。

　　只有當你實際去了解的時候，才會發現：困難並沒有你想像的那麼可怕，有的時候你甚至都沒有去嘗試過，而只是

Day29　最美的時光

抱著自己對困難的一種虛構的、誇張的懼怕態度，可是這種態度卻從沒有得到過現實的驗證。你並不是在被困難嚇壞，而是一直在被自己所欺騙。

一拖再拖只會延誤時機，生育問題也同樣如此。不管是不能生、不想生還是不敢生，都有各自可以解決問題的管道。

只要能夠做到遇到困難去正視它，相信自己肯定可以克服它，努力地分析、研究、想辦法，而不是避開、繞道而行或自欺欺人，焦慮才能從我們身邊真正地消失，我們前行的道路才會越順暢。

面對眾多選擇，事實的真相究竟如何，還需要你自己做出判斷。每當我經歷迷茫痛苦的時候，經常對自己說：別擔心，讓你害怕的，可能只是你自己的想像。現在，我也想把這句話，送給所有準備開始面對生育問題的朋友們：別怕，在這段奇妙的旅程中，給自己一些勇氣，不要人云亦云，也許邁過去，就是柳暗花明。

第四站　別慌，你的人生你做主

Day30　試管，很正常

【在過去的很長一段時間裡，試管嬰兒是人們的一個禁忌話題。似乎只有生理上出現了問題的人，才會冒險把它當作最後一根救命稻草。

好在，這種偏見已經隨著人們對試管技術的不斷了解而減少許多，越來越多的人開始意識到，試管嬰兒不是洪水猛獸，而是一種正常的生活方式，每個人都可以從中受益。】

隨著試管嬰兒技術的普及和人工生殖技術的成熟，有越來越多的家庭透過治療完成自己的多年夙願。然而，還是有許多人對於這項合法的生殖技術心存疑慮，甚至因此耽誤了最佳的治療時期。

我印象最深的一位患者，是一位高齡女性。因為工作原因錯過最佳生育年齡，在嘗試各種辦法都沒有結果後，她決定到醫院做試管嬰兒，然而，她預約幾次都沒有如期到來，當護士打電話向她詢問原因時，她沮喪地說，自己爽約，是因為丈夫不同意做試管嬰兒，覺得「試管寶寶」沒有自然生育的孩子健康，萬一做壞了以後就再也沒辦法懷孕了。

為此，我們的諮詢人員，再三向丈夫解釋試管嬰兒的技術原理，但仍然沒產生作用，最終，因此尊重他們的選擇，

Day30 試管，很正常

我們只能遺憾放棄。

這樣一件小事，在醫院每天大大小小的事務中，很快就會被拋之腦後。但不知為何，我的眼前卻總是浮現出，那位妻子第一次鼓足勇氣到醫院的情景，她是非常迫切地想要一個孩子的啊！

就是這樣一件小事，卻是她一生的大事。因為她的一念之間，她走進醫院，來到離夢想最近的地方；又因為丈夫的一念之差，她好不容易做好的心理建設瞬間崩塌，也許這輩子再也不能體驗做母親的感覺。

將心比心，我感受到的不是遺憾，而是痛苦。

也就是在那一刻，我萌生創作這本書的打算，寫給所有因為生育問題飽受煎熬的人，寫給對試管存有偏見的人，寫給雖經受苦難，仍然對生活充滿希望的人，告訴他們試管的真相，希望有更多的人，可以理智看待試管這項專業的生殖技術，也許就能轉變他們的一念之差，也許人生就會走向另一條完全不同的道路。

首先，做試管不丟人，不痛苦，不危險。雖然有一定的失敗機率，但實際上，試管嬰兒作為一項高階輔助生殖技術，只要找到正規專業的醫院，試管嬰兒助孕的手術成功率是很高的，另一方面，隨著人工生殖技術的發展，現在已經有許多措施，可以減少對母體造成傷害的情況出現，以平常

第四站　別慌，你的人生你做主

心去面對，一次受孕成功對女性身體的傷害是很小的。

其次，試管嬰兒不繁瑣。與其他助孕方式相比，試管嬰兒技術的出現，開始讓懷孕變成一件簡單的事情，讓授精卵在著床之前的所有懸念，都成為可以控制的流程，只要是符合試管嬰兒助孕技術指標的人，都能進行試管嬰兒的培育。對於因各種原因，飽受不孕症折磨的人來說，這是一種幸福，也是一種幸運。

最後，試管嬰兒助孕技術不是一種無奈的人生選擇，而是一種積極的生活方式，例如現在提倡的生育力保存。

記得幾年前，曾經有位男性公眾人物因參加節目意外受傷，入院檢查後，醫生告訴他，可能會影響以後的生育能力。對此，他公開發出長文，幽默地回顧自己的就醫過程和心路歷程，他說，自己當時的第一想法就是──「幸好40歲的時候做了精子冷凍……」

對於每個人來說，珍惜今天，珍惜現在，誰知道明天和意外，哪一個先來。為生活中可能出現的種種，提前做出準備和規劃，不是悲觀的人生態度，相反，未雨綢繆，可以讓我們更輕鬆的去正面人生的無常。

與其去忌諱、逃避，不如去面對它、了解它、及如何更好地應對它。也許，這種方式，才能讓我們更懂得生命的意義，這種面對就是我們樂觀和幸運的勇氣。

後記

我有一個夢想

很長一段時間以來,人們一提起「韓小紅」這個名字,總是會與「體檢」等標籤連結在一起,以至於當我轉身投入到人工生殖醫療領域中後,便會有人露出疑惑的眼光:為什麼會突然做這樣的決定?

實際上,這並不是我偶然的一時興起,十二年前就已在我心中萌芽的種子,甚至在更早之前,這顆種子就已存在了。

在我看來,與其他疾病一對一的治療方式相比,人工生殖不是單一的作戰,不是一個專家和一個客戶之間的事情,而是需要把各方力量建構起來,建構出一套完整的、多元的治療體系。

在這套體系中,為了達到最佳的效果,至少要有四、五個不同專業體系的人形成團隊,為客戶提供服務。例如,在一套完整的試管嬰兒助孕流程中,需要初期的調養、優秀的胚胎師、後期的護理⋯⋯除精準的治療外,還包括心理上的疏導、營養上的均衡,才能為備孕族群提供全方位的系統

後記

服務，缺一不可。

然而，這種模式的生殖中心卻不存在。在人們的習慣性思想中，一旦生育過程中遇到問題，便會歸因於卵巢的問題，輸卵管的問題，子宮的問題，內膜的問題等，這些確實可能是障礙所在，卻不是所有問題的答案。

一個人的身體是他／她思想意識的反映、心情的反映。凡是生育有問題的人，原因也是錯綜複雜的，除身體上的問題外，其實還有家庭的問題、關係的問題、情緒的問題、心理的問題、飲食的問題、環境的問題等等，如果只從器官的問題討論，效果就會大打折扣。

如何將健康養護結合，建構起一個多元的治療體系，打造人工生殖領域的生命之舟，不管是從個人情感的角度，還是從學識的角度，社會需求的角度，人類生存的角度，都對我形成一個巨大的吸引，我想加入到這個美好的事情中來。

因此，從 2008 年開始，我便聚集一批醫療界頂尖的醫生，設置自己獨立的實驗室，然而，在我準備繼續將這個夢想一點點實現的時候，一件意外打斷所有的計畫，由於停發牌照，從希望、失望到絕望，我們整整等了三年，最終只能將這個夢想暫時擱置起來。

·面朝大海，春暖花開

就在我以為夢想中的生命之舟，永遠無法起航的時候。

2013 年 2 月 28 日，海南設立博鰲樂城國際醫療旅遊先行區。海南得天獨厚的舒適環境，結合新藥和幹細胞臨床應用的優勢，讓我已經沉寂的心重新燃起希望。

始於對無數生命的敬畏，從土地、動工，到獲得具有星級服務品質的綜合醫院牌照。在海南速度的催化下，夢想也插上飛翔的翅膀。

在博鰲農舍一片茂密的檳榔林裡，我和團隊一起打下第一塊地基，從專案的頂端設計、專案申報到土地整理，我像孕育一個新生命一樣，看著它一步步的扎根、成長。經過幾年的耕耘，一座符合我所有設計和構想的慈銘博鰲國際醫院在海南拔地而起。

尊重生命，關愛生命。

生育是每個人生命中最奇妙的體驗，希望更多人可以體驗到這個過程，我們心懷憂患與悲憫，讓絕望者看到希望，讓迷惘者看到光明。

在美麗的萬泉河畔，在原生態檳榔椰林的掩映之下，人類最美好的事業，在我們的耕耘下綻放花蕾，無數完成自己孕育夢想的人們，幸福著我們的幸福。

後記

當夢想落地生根,無論是叫人工生殖也好,治療不孕症也好,我認為工作目的非常單純,就是幫助人們生育健康的孩子,讓人們在這個肩負著人類繁衍生存的重要時刻,享受到有尊嚴、有溫度的服務,是我們為每一對準父母打造獨一無二的記憶。

我想對所有曾經為了孕育灑下血淚,對生育過程充滿恐懼的人們說,不要放棄,你值得擁有最好的;不要膽怯,你不是孤單的一個人。如果你在生育過程中遇到問題,或者希望獲得一份完美的孕育體驗,生命方舟在海南等你,讓我們一起面朝大海,靜待花開。

最後,要特別感謝書匠文化的宮鵬飛老師、龍妍老師,正是因為他們在本書創作過程中給予我的支持和幫助,使得本書圓滿完成。

請你相信,因愛而來的我們,同樣可以幸「孕」而生!

國家圖書館出版品預行編目資料

幸孕而生：試管嬰兒全程指南，寫給每位在備孕路上奮戰的妳與你 / 韓小紅 著. -- 第一版. -- 臺北市 : 沐燁文化事業有限公司, 2025.06
面；　公分
POD 版
ISBN 978-626-7708-32-3(平裝)

1.CST: 試管嬰兒 2.CST: 人工生殖 3.CST: 不孕症 4.CST: 懷孕
417.1263　　　　　　114007393

電子書購買

爽讀 APP

臉書

幸孕而生：試管嬰兒全程指南，寫給每位在備孕路上奮戰的妳與你

作　　　者：韓小紅
發　行　人：黃振庭
出　版　者：沐燁文化事業有限公司
發　行　者：崧燁文化事業有限公司
E - m a i l：sonbookservice@gmail.com
粉　絲　頁：https://www.facebook.com/sonbookss/
網　　　址：https://sonbook.net/
地　　　址：台北市中正區重慶南路一段 61 號 8 樓
Rm. 815, 8F., No.61, Sec. 1, Chongqing S. Rd., Zhongzheng Dist., Taipei City 100, Taiwan
電　　　話：(02) 2370-3310　傳　　　真：(02) 2388-1990
印　　　刷：京峯數位服務有限公司
律師顧問：廣華律師事務所 張珮琦律師

-版權聲明-

原著書名《幸"孕"而生——遇见试管婴儿的浪漫之旅》。本作品中文繁體字版由清華大學出版社有限公司授權台灣沐燁文化事業有限公司出版發行。
未經書面許可，不得複製、發行。

定　　　價：299 元
發行日期：2025 年 06 月第一版
◎本書以 POD 印製